COMMENTAIRES

SUR

LA GOUTTE

LE

RHUMATISME ET LA GRAVELLE

LEUR TRAITEMENT

PAR

LÉON BEUX

PARIS
LIBRAIRIE ALEXANDRE COCCOZ
11, RUE DE L'ANCIENNE-COMÉDIE 11,
—
1879

COMMENTAIRES

SUR LA GOUTTE

LE RHUMATISME ET LA GRAVELLE

LEUR TRAITEMENT

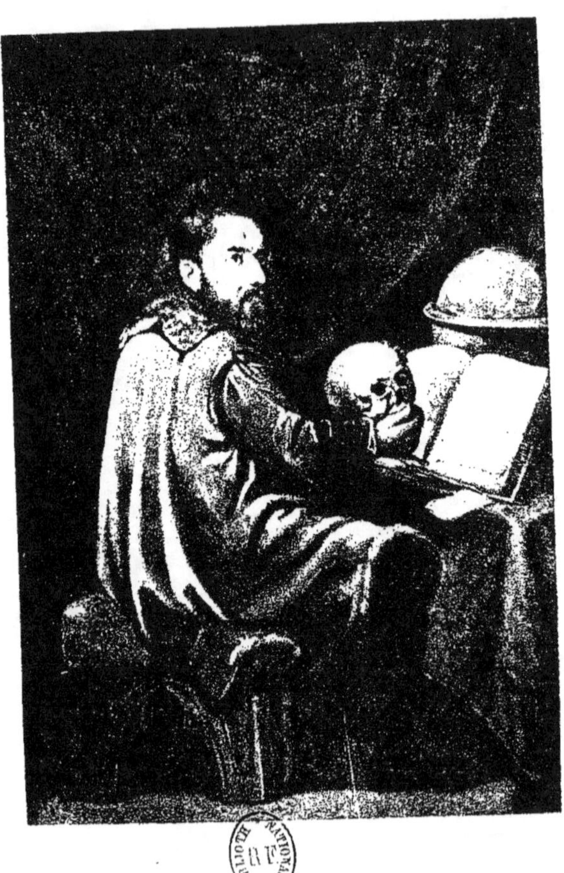

COMMENTAIRES

LA GOUTTE

LE

RHUMATISME ET LA GRAVELLE

LEUR TRAITEMENT

PAR

LÉON BEUX

PARIS

LIBRAIRIE ALEXANDRE COCCOZ

11, RUE DE L'ANCIENNE-COMÉDIE 11,

1879

COMMENTAIRES

SUR

LA GOUTTE, LE RHUMATISME ET LA GRAVELLE

LEUR TRAITEMENT

PRÉFACE.

Cet ouvrage est un guide, c'est un simple commentaire des meilleurs auteurs pour se diriger, avec l'aide d'un médecin ou soi-même, contre les affections goutteuses, rhumatismales et graveleuses ; maladies qui dévient des voies tracées par la nature.

Je pense avoir fait une œuvre utile, afin de déraciner les préjugés absurdes de ceux qui n'ont fait aucune étude médicale, et de détruire les pratiques dangereuses, contre ce *qui peut être* pour se constituer un ensemble de convictions, ou, tout au moins, d'opinions. Le mouvement scientifique auquel nous prenons part a une apparence de pénétration et de force qui le dirige de préférence vers le positivisme des intérêts matériels. Autrefois un ton dogmatique autoritaire masquait, sous des formes solennelles, la pauvreté relative du fond, c'est-à-dire des conceptions et des découvertes, et la raison humaine n'en tirait aucun bon parti pour d'heureuses observations, applicables dans une prédisposition organique individuelle, dont la principale idiosyncrasie est un *processus inflammatoire*.

Malgré de nombreux travaux publiés sur la goutte, son histoire laisse de regrettables *desiderata*, les différentes opinions émises sur sa nature n'ont pas suffisamment éclairé la question du rhumatisme goutteux, de la goutte, et l'on ne peut se dissimuler les difficultés qu'elle présente pour se rendre compte de la valeur scientifique de la médecine, réduite à se demander : Mais, quelle est cette condition maladive inconnue, qui fait que tous les tissus ou certains d'entre eux sont atteints à la fois ou successivement ? Quelle est la cause *active* ? Quel est le fait *passif* de cette phlegmasie?

La goutte est toujours la même quant au fond et quant aux changements qu'elle est destinée à opérer dans l'organisme de l'individu qui en est atteint. Chez quelques-uns l'*évolution* est lente, passive, essentiellement chronique; chez d'autres, elle est active, les complications s'accumulent et elles finissent par jeter la santé dans un trouble plus dangereux que la maladie qui l'a provoqué.

Convaincu que cette affection ne peut être absolument incurable, et que les causes de l'incurabi-

lité, lorsquelles existent, ne peuvent être que relatives et individuelles, j'ai cherché à me convaincre,
par ma propre expérience, de la qualité des agents
thérapeutiques contre la goutte, des diverses méthodes de les administrer, les indications essentielles pour le traitement et le régime. Je vous
ferai grâce des remèdes fugitifs qui se colportent
de toutes parts, et qui sont ou seront humainement
démodés.

Les uns regardent la goutte comme le gardien
de leur santé, lui attribuant la vertu de prolonger
l'existence, d'autres prennent ses nuages pour des
réalités, et ne traitent que sa superficie.

L'organisme, non secouru, abandonné aux soins
de sa nature, doit vaincre ou succomber.

Dans un travail de ce genre, une opinion particulière est de peu de valeur, appuyée de la parole
des maîtres, elle leur emprunte une autorité réelle.

C'est l'expérience des autres qui doit nous instruire, leurs pensées nous éclairer, sachons bien
les interpréter, leurs jalons nous guideront jusqu'à
ce que nous puissions être inventeurs.

La loi des diplômes impose une inactivité forcée
à celui qui, sans autorisation officielle, aurait l'intention de se dévouer à secourir ses semblables,
car il encourrait les risques éventuels qu'il peut
être passible judiciairement, parce qu'il n'y a d'autres représentants de l'art médical que ceux ayant
des droits professionnels. Alors on pourrait dire
que le praticien qui veut être utile à l'humanité

est un être isolé. Reste la liberté de la presse et les voies de la publication, c'est une épreuve pour moi suffisante. Je préviens que je n'examinerai pas à fond les détails d'organisation anatomique qu'on peut facilement trouver dans les ouvrages classiques, de même j'établirai une nomenclature qui n'est pas absolument physiologique, mais qui répondra aux besoins de cette œuvre.

Nécessairement je serai bref, car allant au delà des limites que je me suis proposées, je risquerais de m'égarer en parcourant tout le terrain de la pathologie. Le diagnostic de la goutte et celui du rhumatisme ont eu trop de débats qui ont déjà fait couler des flots d'encre.

J'espère que, malgré bien des défauts, ce commentaire servira de point de départ pour les recherches ultérieures sur l'origine de la goutte, de ses modes d'apparition graduelle et des conditions de sa permanence évolutive.

Veut-on connaître un fait qui en dit plus pour l'explication des modes thérapeutiques que toutes les dissertations savantes. C'est que ceux qui ont perdu *la fleur de la santé*, comprennent trop tard que l'action du temps a une influence de proscription sur un prompt retour à se porter bien. Alors il faut avoir l'énergie que donne l'esprit de conservation, se recueillir et méditer sur le néant des choses humaines.

Lorsqu'une maladie a atteint un degré déterminé de composition compliquée, alors les fonctions de la vie s'identifient, la forme est organisée. La conservation de cet état de composition chimique au milieu de l'échange constant des matiéres produit l'affection gênante des individus. Or, c'est une force unie à la matière qu'on pourrait appeler une émanation particulière, qu'il faut rechercher, dans les circonstances que l'organisme opère, des combinaisons et des décompositions désassimilatrices qui congestionnent l'intestin; par conséquent l'acte chimique désassimilateur conduit les éléments anatomiques à l'hypertrophie ou à l'incrustation, selon la nature organique ou minérale des principes immédiats fixés.

Je prends l'art médical tel qu'il est, sans en approuver ni en désapprouver les institutions, et je suis loin de céder à une intention critique, j'essayerai de dire de mon mieux comment je comprends la goutte. Toutes mes investigations sont raisonnées de manière à avoir pour résultante, ou la négation définitive, ou la possession d'une thérapeutique nouvelle et toute-puissante contre sa nature intime, et des phénomènes qui caractérisent les métastases prétendues rhumatismales et les métastases prétendues goutteuses.

L'homme aime à s'abuser sur les soins que réclame l'entretien de son corps, le commentateur admet deux catégories de besoins : besoins de première nécessité, et besoins de luxe qui n'ont pas une grande importance au point de vue thérapeutique.

L'origine de la goutte est enveloppée dans cette

obscurité qui enveloppe les origines de toutes choses; la goutte et le rhumatisme sont si similaires
que chaque auteur prend l'un pour l'autre, suivant
qu'il attache un sens à certains mots, à certaines
théories nosologiques.

Après avoir consacré plus de dix ans d'études
persévérantes, je songeais à mettre mes idées en
évidence, mais il me souvint d'un philosophe allemand dont parle Henri Heine qui, ayant fait un
Traité dans un sens, était pris de scrupule au moment de le livrer à l'impression, et rentrait chez lui
pour rédiger un nouvel ouvrage dans lequel étaient
exposées des doctrines contraires. Et comme les
deux traités se détruisaient l'un l'autre, comme
le pour et le contre se balançaient exactement, notre philosophe ne fit jamais paraître aucun de ses
travaux.

Les statistiques les mieux faites nous prouvent
que sur 10 décès prématurés, 6 sont causés par
négligence ou parce que l'on accorde créance au
merveilleux et à l'absurde, tandis que la vérité res-
tait inconnue. L'homme n'est point né viril en savoir, pas plus que le monde n'a été créé tout d'une
pièce. Il a été reconnu que plus de la moitié de
l'espèce humaine, à une époque de sa vie, a plus ou
moins grande abondance de rhumatisme goutteux
ou graveleux.

L'une des questions fondamentales à résoudre,
est la disposition à certaines maladies *nerveuses la-
tentes*. Aussi les personnes qui ont une fougue d'i-

magination passent-elles la plus grande partie de leur temps à consulter des médecins plutôt qu'à suivre leurs ordonnances.

Les doctrines vitalistes et métaphysiques expliquent tout par l'intervention de la force médicatrice.

Une maladie a lieu, immédiatement apparaît le *deus ex machina*, chargé de réparer le dommage et de soutenir un combat en règle contre les influences morbides qui peuvent se produire. La médecine a rejeté les idées *a priori* qui l'ont égarée si longtemps ; le docteur qui conserve son indépendance ne veut plus se heurter à chaque pas à une foule de superstitions établies ; une vérité proclamée, c'est que le principe qui a si longtemps enrayé le progrès scientifique dérivait de ce que, pendant une longue suite de siècles, les savants et les philosophes se sont acharnés à la poursuite des causes premières, absolues, inaccessibles, et se sont obstinés à déduire de l'idée qu'ils s'en faisaient l'explication des phénomènes.

Le hasard a ses étrangetés, les phénomènes divers des corps vivants ont aussi leurs étrangetés, ne les confondons pas comme expression ; dame nature est accusée de beaucoup de maux qui ne sont pas de son fait. Expliquer la bonne aventure des causes premières et celles à venir, c'est se jeter dans un cul-de-sac, il vaut peut-être mieux les condamner à l'oubli.

Si des ascendants directs ou collatéraux ont été

affligés de la goutte, on est jusqu'à un certain point autorisé à reconnaître une étiologie héréditaire, évidemment chaque organisme retient le type général de la conformation dont il est originairement issu.

L'intelligence humaine s'inquiète de son avenir, la pensée d'une destruction définitive la révolte, et elle se demande avec anxiété si, quand les instruments ne fonctionnent plus, que leurs éléments se dissocient, tout est fini.

La peur s'empare de l'homme en quelque sorte malgré lui, voulant pénétrer la raison dernière des choses, par diverses raisons, et par diverses manières, il conclut toujours en affirmant son immortalité.

Les causes générales décident du destin des hommes, et donnent aux maladies des résultats plus ou moins importants.

La goutte est un produit ; l'adulte qui l'émet est une composition matérielle opposée à ce produit ; ici la cause du produit est en dehors de l'être qui l'émet. On ne peut nier un mode opératoire *tumoral*, avec une disposition physique irritative qui discontinue et reprend par intervalles.

Dans le moyen âge, on désignait sous le nom d'*impureté* les produits parasites du corps. D'où venaient-ils? On l'ignorait. D'où vient la goutte? On l'ignore, et on l'ignorera longtemps.

Il est fort à supposer que pendant la grossesse maternelle beaucoup de fœtus subissent une purification. Or ce ne peut être que des sucs alcalins que sécrètent les seins, partie la plus essentielle lors de la gestation propre, naturelle de la mère? Ce *colostrum* est un fluide visqueux, ou mucilagineux, de réaction alcaline.

Je ne suis ni médecin ni membre de l'Académie des sciences, par conséquent ma parole n'a d'autre autorité que celle qu'elle a empruntée aux praticiens, aux savants et à ma propre expérience. Je m'excuserai près des bons auteurs à qui j'ai fait des emprunts.

Les savants, les docteurs, où prennent-ils le droit d'affirmer ce qu'ils assurent et de dire que la médecine est un dogme qui s'affirme, mais ne se prouve pas? Dans l'observation des faits; les faits parlent, écoutez-les. Il est un vieil adage latin qui dit : « Les paroles fuient et les écrits restent. Chaque découverte apporte un nouvel ordre d'idée *à la loi d'harmonie des fonctions de la vie.*

Parcourant le cercle de ce qu'on a authentiquement patronné, comme des croyances universellement acceptées, s'il y a dans les vérités d'observation que certains auteurs prennent pour point de départ la garantie de leurs conclusions, on les admet loyalement sans critique. Une seule critique est recevable, la critique logique de ce qui heurte la portée des données expérimentales et celle qui emprunte des valeurs discréditées, qui manquent leur but d'avance, sont condamnées par la raison dans leur conclusion arbitraire.

Le nom *goutte* doit cesser d'être une dénomination générique, n'exprimant que la forme apparente extérieure et non la nature des objets que l'on ne peut définir.

Beaucoup d'affections internes ont leur codicité élastique, parce qu'elles n'attaquent que les organes et fonctions qui sont hors de la portée des sens, ou parce qu'elles sont produites par une cause inflammatoire qui exagère momentanément un organe, ou l'enveloppe de cet organe; on peut contester que la *goutte n'est pas constitutionnelle*, chaque partie du corps n'agissant pas d'une seule et même manière. L'irritation goutteuse est locale, ayant lieu en différentes parties, selon une succession irrégulière de susceptibilités. Il y a donc peu de parties qui sont affectées en même temps, et la généralité des fonctions se font parfaitement bien; elle n'est qu'un abrégé vital, et pour quelques-uns une pétrification si on n'a pas arrêté son envahissement.

Le côté pratique de s'opposer au développement de la goutte est de poursuivre ses phénomènes et les enlever, de les détruire en quelque sorte sur place.

Le sens de la goutte rhumatismale a pour mesure la connaissance de l'homme atteint par cette affection. Plus nos nerfs sensitifs subissent fréquemment l'impression d'un mouvement matériel, plus nous avons entendu ou observé, jugé, compris et conclu; en un mot, plus notre pensée s'enrichit

et plus les choses situées hors de nous deviennent
saillantes par familiarité, l'exercice intellectuel
élève le niveau de nos connaissances.

L'homme qui pense est la somme de ses sens,
comme la chose que nous observons est la somme
de ses propriétés.

Il règne une prévention systématique contre les
ouvrages thérapeutiques mis à la portée de tout le
monde; il est aussi des amateurs qui ont leur
théorie sur les causes des maladies et sur les effets
des remèdes. Rien n'est plus facile que de se poser
en docteur *Faust* et de s'égarer dans les délices de
Valpurgis, ou de se vanter d'être un *libre penseur*.

Dans les temps passés, l'étude des formes extérieures suffisait aux buts restreints de la science;
plus tard, il fallut ajouter l'étude de l'organisation
intérieure. Aujourd'hui, il faut joindre à tous ces
éléments l'influence, éminemment variable, des
milieux ambiants et construire pièce par pièce différents types définis.

Pour bien comprendre un auteur, tout en lisant
son ouvrage, il faut établir une causerie avec lui et
l'interroger aux endroits relatifs à sa cause personnelle.

Je préviens le lecteur que j'emploierai pour varier mon style le nom goutte ou la dénomination
rhumatisme, sans prétention de désigner deux
espèces de maladies différentes, ce que je commen-
terai dans un article particulier à la déclinaison de
ces deux noms.

Il faut que le moindre goutteux sache ce qu'il vaut, où il va, laissant de côté les interminables petites questions, pour nous occuper des sérieuses qui nous atteignent sans que nous soupçonnions les actions qui se passent en nous.

Nos connaissances princeps de la goutte nous viennent des on a dit, qui ne servent qu'à entretenir la confusion des vulgarités transmises qui ont eu créance et qui ne représentent que des banalités.

L'illusion d'optique est de toutes la plus commune, et la médecine n'en est pas exempte, même de bonne foi. Il n'est pas un voyageur qui ne l'ait éprouvée et qui ne se soit demandé si c'est bien lui qui marche ou si les arbres du chemin courent à sa rencontre; c'est surtout quand un bateau démaré prend son premier élan que la vue s'y méprend. Aussi, on voit le même littérateur interpréter le même fait de bien des manières. Certes, beaucoup d'aperçus peuvent se présenter à nous sous différentes faces; même on rencontre rarement deux hommes ayant la même opinion sur les grands principes civilisateurs.

Toutes les maladies ont commencé un certain jour, et il y en a qui ont eu leur réparation facile, d'autres leur fin irrévocable; les lois qui sont produites par la seule volonté de la nature sont possibles. Alors regrettons que l'usage ne s'est pas établi *empiriquement* de faire des cures avec des condiments, comme on fait une cure de raisin pour la soif, de froment pour la faim.

Contrairement des théoristes ont avancé qu'avec une certaine dose de digitale administrée progressivement on obtiendra la guérison radicale du rhumatisme goutteux; il est permis de supposer qu'il y a des restrictions contre cette sentence de la goutte pesée et mesurée pour son annulation; de même la purgation a sa portée d'après la pesanteur des sels.

Je n'avais entrepris qu'un manuscrit afin de me démontrer à moi-même les causes qui modifient si mystérieusement les actes de notre vie intime, puis je pris la résolution de publier un commentaire. Je ne prétends pas avoir saisi la goutte et le rhumatisme dans leur phénomalité tout entière, physique ou empirique, ni dans toutes leurs formes régulières ou irrégulières sous lesquelles ils se cachent quelquefois, mais provoquer des recherches profitables qui nous feraient sortir de l'obscurité et des équivoques.

L'affection goutteuse n'est qu'un roman trop recopié par quelques auteurs, avec des variantes dans lesquelles il y a beaucoup d'imagination, peu ou point de vérité.

Au figuré, une affection peut être définie par tel médecin, au fond et en lui-même, parce qu'il se passe de l'exactitude de la forme attachée aux mots pour s'expliquer la nature des circonstances symétriques qu'ont entre elles les types chroniques.

Chacun cherchant sa voie sans la trouver, il n'y a aucune ligne de démarcation, ni pour l'âge, ni

pour l'influence des tempéraments; on la voit se
développer chez les sujets de toutes les constitutions, et le nombre des traitements qui échouent
absorbent ceux qui ont quelque efficacité. Ainsi, il
est de ces particularités dont les incidents déroutent l'observateur, qui voit des personnes ayant
une constitution fragile, d'autres un physique mal-
sain, résister et couler des jours sans nuages ora-
geux, comparativement à de fortes organisations
de vigueur musculaire qui ont des phlegmasies ou
des pyrexies.

La tâche du commentateur est délicate pour
éviter la prodigalité des répétitions, cependant
certains détails déjà cités dans certains chapitres
me permettront d'être bref dans d'autres. Je ne
dirai rien de ces prétendus spécifiques imaginés
par la superstition ou par un empirisme grossier,
j'éviterai la fastidieuse énumération d'un grand
nombre de remèdes recommandés en vue de certaines idées théoriques éminemment fausses, je
citerai seulement les médications qui, reconnues
d'une réelle efficacité, amènent le moins de perturbations, entraînent le moins de dangers et sont
acceptées par les bons praticiens.

Tout être dans la nature marche par gradation
du simple au composé; tout être dans le règne
animal et dans le règne végétal subit, sans le
préméditer, la grande loi des transformations. Ceci
constaté, il nous reste à prévenir les transformations parasites.

Nulle maladie en commençant n'a une organisation complète, elle parcourt certaines phases de sa génésie ayant que de parvenir à son entier développement par une progression croissante et une foule de circonstances dont la science, dans beaucoup d'affections, n'a encore pu découvrir la raison.

Enfin, un concours de circonstances liées aux causes des créations et des transformations, ayant rendu les milieux favorables au développement du filament goutteux, celui-ci influença l'ensemble des fonctions de l'organisme apte à le concevoir.

La *prédisposition héréditaire* est incontestable; la goutte opère comme toutes les affections nerveuses dans lesquelles l'hérédité occupe une place si importante.

Divers états pathologiques ont été considérés comme des causes prédisposantes de la goutte, mais, pour la plupart, leur influence n'est point démontrée, la cause réelle nous échappe; il y aurait exagération en confondant sous un même titre les simples courbatures, un simple refroidissement, des douleurs musculaires, une sueur rentrée avec l'entrée en scène du rhumatisme goutteux et de la gravelle.

C'est par ses sécrétions qu'une maladie est contagieuse ou morbide. Or, les sécrétions se font aux dépens de l'être qui l'émet, et doit nécessairement participer de leur qualité.

Nous aurons à passer en revue les fonctions

animales (digestion, circulation, sécrétions urinaires, etc.), si elles s'exécutent normalement, ou s'il y a relâchement des sphincters, du rectum et de la vessie qui amènent l'incontinence des matières fécales et de l'urine.

Nous aurons à étudier le grande loi des coïncidences des affections cardiaques et du rhumatisme que le professeur Bouillaud a posée.

On s'est aussi beaucoup occupé de l'urée, de l'acide urique et des urates, leur formation, leur rôle dans l'organisme.

On a admis une altération quelconque du sang dans la goutte, de là son excessive mobilité.

On est porté à penser que la goutte est le résultat d'une surcharge de matériaux nutritifs dans les os, surcroît de vitalité dont les tissus fibreux et séreux, les tissus épithéliaux seraient le plus souvent atteints, d'abord parce qu'ils sont continuellement en contact avec les germes infectants, et aussi parce que ce sont des tissus qui renferment la plus grande activité normale de sécrétion et de développement.

On fouille les bric-à-brac des bouquinistes pour trouver la définition du rhumatisme, de la goutte et de la gravelle, ou de quelque mal implanté dont on ignore le pourquoi ; mais les arguments des livres vraisemblables peuvent bien n'être pas vrais. Comment expliquer cette diversion d'idées dont les auteurs ancions tenaient à si grand honneur de s'entourer dans leurs entreprises médicales. Tout ceci ne serait rien, si le malentendu ne portait que sur une technologie ou un nom plus ou moins biologique, si cette première étape franchie, savants et ignorants se trouvaient d'accord sur ce qu'entend l'école à l'égard des conséquences, des définitions et des règles à imposer à ces affections, cependant physiologiquement ces congénères se font jour à travers l'étude consciencieuse de certains pionniers de la médecine.

Constatons que pour expliquer une maladie, nous sommes forcés de prendre des alentours trop compliqués. Voltaire, dans le *Dictionnaire philosophique*, fait cette observation que le mot *alphabet* ne signifiait rien autre chose que A B ; c'est absolument comme si la science médicale s'appelait *un*, *deux*, sur quoi il s'étonne de cette absence de désignation propre pour ce qu'il appelle « la porte de toutes les sciences. » C'est, en effet, cette humble porte de l'A B C, ces premiers bâtons graphiques qui ont fait faire au genre humain tous ses progrès et que toute science a fait son entrée dans le monde.

Qu'est-ce que les livres anciens de la médecine, de l'histoire antique des monuments, de la fragilité humaine? qui font trembler quand ils traitent des maladies même les plus légères, tant ils nous rendent la mort présente, mais qui nous mettent dans la sécurité entière quand ils parlent de la vertu des remèdes comme si nous étions devenus immortels.

L'instruction préalable de l'astronomie, de la mécanique et de l'art militaire a des principes fixes; au contraire celle de la méddcine et de la pharmacie, quoiqu'ils aient une sphère de régularité, sont soumises à des circonstances compliquées et variables.

L'anatomie qui ne guérit d'aucun mal, mais eut la gloire d'en chercher les principes,

La chirurgie qui enlève le mal avec le morceau.

La chimie qui explique tout comme dans la machine la plus simple d'une mécanique ou d'une cornue.

Songeons encore à la théorie cellulaire, qui, résolvant l'apparente unité de l'organisme humain, nous la fait concevoir comme étant le résultat complexe de l'union sociale, d'une multitude d'unités vivantes élémentaires, de cellules.

Et quel bouleversement complet de toutes nos vues théoriques, dû à la généralisation de l'emploi du microscope.

La lecture est la nourriture de l'intelligence, c'est une gymnastique qui perfectionne et affermit ses convictions.

Aux Esculapes non sceptiques d'autrefois, les lois interdissaient l'ouverture des cadavres; ils manquaient d'instruments perfectionnés, cependant ils ont ébauché nos connaissances. Quelques modernes ont comparé nos fonctions à des machines. La science d'aujourd'hui ne consent plus à se payer sur une idée qui conduit à bâtir un roman.

Ainsi, anciennement, on a fait agir la goutte comme un être animé et l'on a raisonné ainsi : un ennemi est entré dans l'organisme, la porte qui lui a livré passage est la lésion première. Mais quel est cet ennemi? D'où vient-il? A-t-il pris naissance dans une plaie; ou vient-il du dehors? Est-il solide ou fluide? Est-il virus ou miasme? Est-il ferment ou simple corps étranger? Présente-t-il des réactions caractéristiques, qui permettent de le classer dans la chimie animale?

Les anciens prétendaient que : la goutte est une humeur dont la nature se débarrasse par les articulations, ne troublant pas son travail salutaire. Des modernes ont dit à leur tour : Il faut respecter la goutte, de peur qu'il n'arrive quelque chose de pire. Ils n'avaient fait que changer la démonstration oiseuse.

Les *empiriques* et les *éclectiques* rejettent tous les systèmes de la physiologie, dénonçant les argumentations, comme des artifices de rhétorique.

Les *végétariens* veulent un mode d'existence conforme à la nature. Il y avait autrefois une école qui trouvait qu'il était dangereux de manger à sa faim, de boire à sa soif et de se mettre un bon paletot, quand il fait froid, comparant l'homme civilisé aux plantes et aux animaux sauvages qui savent se passer de tout superflu.

Les *racontars* causent des maladies comme on s'entretient de mille choses sans en examiner le fond.

Un *plaisant* a dit non sans fondement critique : Quand un médecin est à bout de science, il affirme du ton le plus grave : c'est nerveux ou névralgique ; c'est rhumatismal ou goutteux.

Le *rhume asthmatique* est un jeu de mot ; mais le rhumatisme et l'asthme sont une association dont la fin est menaçante d'apoplexie.

Les *reporters* ne sont jamais bredouilles d'expédients ; toujours bien renseignés sur ce qui se passe dans le temple d'Esculape, ils ont recours à leur fertile imagination, contrecarrant la manière de vivre des goutteux, leur tactique est de retourner leurs habitudes, comme d'un vieil habit une ménagère en fait un neuf.

Pour les *sanitaires* dévoués d'examen de la goutte : au début rien ne démontre qu'elle agit d'une manière constante et égale, il y a donc des périodes

d'infection et des périodes de pureté alternativement.

Il faudrait un *kaléidoscope* puissant pour ciseler
dans tous ses détails le pur type goutteux.

Hippocrate dit oui, *Galien* dit non.

La vie est courte et l'art est difficile.

De toutes les célébrités promues par l'université
par des qualités personnelles au plus haut degré
doctoral, beaucoup ont été comme un brillant mé-
théore qui éblouit un instant mais dont il ne reste
plus de trace.

En médecine, où une expérience ne peut jamais
être répétée dans des conditions identiques, le
plagiat est exposé à d'inévitables mécomptes.

Le principe, la cause, l'origine d'où l'on a tiré
l'histoire du rhumatisme, de la goutte et de la gravelle, accusent la confusion et le désaccord qui
règnent encore aujourd'hui dans la thérapeutique,
car les plus savantes descriptions ne sont logiques
que si elles instituent une bonne formule antigoutteuse.

Non-seulement les médecins ont décrit la goutte,
mais les littérateurs et les poëtes en ont souvent
parlé.

En ce temps-ci, ce qui assomme d'un coup de
massue goutteuse l'homme, c'est l'amour de tout
ce qui est matière, de tout ce qui se passe, de
tout ce qui donne des joies sensuelles, la gour-
mandise, le repos au lit, l'or, même la conti-
nence cette vertu que trahit la proéminence ven-

trale, etc., etc., tous détails qui ne peuvent supporter une évidente comparaison, car toutes les créatures ne sont pas vouées à la goutte pour avoir un de ces petits péchés.

Du temps d'*Hippocrate* (Aphorismes), les eunuques ne deviennent ni chauves ni goutteux. Une femme n'a pas la goutte avant que ses règles aient cessé; un garçon n'a pas la goutte avant l'usage du coït. Sous leur toison d'agneau chez les jeunes filles non réglées ne perce pas encore l'oreille du loup.

Hippocrate nomma la goutte *podagre*, parce qu'elle attaque le pied et empêche de marcher. *Arétée* de Cappadoce l'a décrite sous le nom d'*arthritis* ou maladie des articulations. *Rodulphe* lui donna le nom de *goutte*, parce que, disait-on, elle distille goutte à goutte un liquide sur la partie malade. *Baillou* distingue la goutte du rhumatisme et les différences furent parfaitement établies par *Selles*. Avant eux la goutte et le rhumatisme furent regardés comme une seule et même maladie, et la terre continue ni plus ni moins à tourner avec des goutteux. Pour *Zimmermann* et *Stoll*, catarrhe et rhumatisme ne diffèrent que par leur siége, soit qu'il y ait inflammation, soit qu'il y ait dysentérie, rhumatisme des intestins, catarrhe ou coryza ventral, catarrhe de la vessie, etc. *Sydenham* donna une description parfaite de la goutte, mais tourmenté par cette maladie il n'en sut trouver le remède.

IL N'EST PAS DE ROSE SANS ÉPINES.

Une personne en cueillant une rose s'enfonce une épine très-profondément dans les chairs; bientôt de la rougeur, de la chaleur surviennent, puis la formation d'un abcès et son ouverture, qui n'est pas moindre de dix jours. Mais les choses sont loin de se passer toujours ainsi; il arrive fréquemment qu'un premier travail d'abcédation ne suffit pas pour faire sortir l'épine : ce sera alors à recommencer, car tant que la cause persistera le mal ne s'effacera pas.

Telle est l'état inflammatoire, que l'interposition d'une petite quantité de matière amorphe goutteuse nous rend compte du gonflement et de l'augmentation du volume d'un membre affecté jusqu'à son exsudation.

Pour que l'épine se trouve entraînée par le pus, il y a un travail dermique pour que la peau se tuméfie, et s'ouvre, ou il faut encore supposer que l'épine plus profondément enfoncée demande un travail plus pénible en fouettant la force médicatrice de la nature.

Bel enfant jusqu'à la dentition. Ici nous apparaît ce que nous ne faisions que soupçonner, savoir : dans le mal de dents, par exemple, il y a d'abord une affection douloureuse, ensuite la conception de quelque dérangement dans les dents qni en est la cause, ce mal, notre premier en date, de même que la goutte est produit par des causes variées. Il en est de même du *phlegmon*, la douleur porte aussi bien sur les éléments nerveux du tissu affecté que sur les autres.

La goutte a une force de gravitation qui fait que tous les corps de notre système malade s'attirent mutuellement et qu'il faut compter avec sa présence dans toutes nos indispositions.

Le rhumatisme goutteux fait ressentir une douleur vive, brûlante, déchirante du dehors au dedans, et plutôt dans les enveloppes externes que dans les cavités articulaires.

Elle amène une tuméfaction pâlissant sous la pression et se réduisant à la fin de l'accès à un engorgement étranglé ; après cet état fébrile les phénomènes généraux disparaissent et les fonctions reprennent leur normalité.

S'il se présente chez les goutteux des lésions, elles ne tiennent qu'à une suite d'accès, à une modification humorale et à l'habitude chronique qu'on a tolérée. Ici encore la même domestication d'un mal cultivé par des remèdes incompatibles, mais le symptôme qui paraît être le plus résistant est celui qui persiste après l'inflammation, un certain épaississement ou *callosité* des parties attaquées. De là des sensations continues, pénibles, douloureuses, différentes de celles qui sont ressenties lorsque les tubes nerveux sont régulièrement impressionnés, avec des alternatives ou intermittences d'exercice et de repos. Puis la nuit les douleurs sont plus vives que pendant le jour, n'ayant plus la distraction des objets extérieurs, le panorama de la vue.

UN MOMENT DANS SON INTÉRIEUR.

Qu'est-ce que la *goutte*? ou si mieux vous aimez par consolation le terme *rhumatismal*?

Diogène se promena un jour en plein midi une lanterne à la main, disant : Je cherche un homme.

Toute cette épopée goutteuse n'est qu'une irritation sympathique qui peut susciter une douleur, un gonflement dans un point éloigné de celui qui, malade, en a causé l'impression.

Otez la diathèse goutteuse, et cette affection aura des détails motivés soit par une *exagération*, soit par une diminution dans la génération des éléments et des fonctions à produit morbide qui altèrent la nutrition.

Si les agents vantés contre la goutte rhumatismale possédaient les propriétés qu'on leur attribue, le sang et l'ensemble des forces qui agissent dans l'être organisé seraient sous leur influence bientôt débarrassés et purifiés de cette aiguillon *stimulus*.

Un empereur romain disait à sa dernière maladie: « Je péris par la multitude des médecins. » Il avait pris trop de conseils, peut-être aussi, au milieu de ses courtisans et des traitements variés qu'il se laissait imposer, ne s'était-il pas assez observé sur l'exercice de la puissance. Quoi qu'il en soit il voyait, mais passé l'heure opportune, qu'un seul médecin et un bon régime l'auraient pu sauver et qu'il fallait mourir.

Le goutteux me semble un peu dans l'état de cet empereur ; trop de médecins, et quels médecins ; trop de potions, et quelles potions.

D'après tout ce qui a été écrit et disséqué sur des phénomènes qui surviennent et d'autres fois n'arrivent pas, on est porté à admettre que le goutteux par des actes divers qui caractérisent sa nutrition sous une influence valétudinaire émet un produit désorganique qui en pénétrant dans le torrent de la circulation y cause une phlegmasie à certains organes d'adoption.

Au printemps et à l'automne les variations atmosphériques influencent les organes sécréteurs et circulatoires de leur brusque déplacement, alors les accès sont plus violents.

Toute cause interne ou externe excitante, n'importe de quelque part qu'elle vienne, peut en tout temps provoquer une crise, soit une *fluxion à la poitrine*, soit une fluxion articulaire nommée *podagre*, *chiragre*, etc., mais qui ont des coïncidences à étudier.

L'*accès* est la coïndication de mutations dans les sécrétions et de perversions du digestif des aliments.

La connexion d'un *point de côté* est à l'homme le propre de la goutte, ce qu'est à la femme par disposition naturelle un phénomène qui se traduit ordinairement par des pesanteurs à la matrice ou des pincements à la gorge; à l'un et à l'autre il indique des soins de propreté pour en évincer la mucosité.

L'excès d'*acide urique* coïndique avec l'irritation des glandes rénales, puis l'insuffisance de l'excrétion de l'urine.

L'excès d'*urates divers* coïndique l'inflammation du tube digestif par une cause irritante.

Les *tumeurs tophacées* coïncident avec l'irritation osseuse ou de substances dures qui s'écartent au delà de la goutte. Les concrétions plâtreuses y coopèrent.

Les *asthmes goutteux* sont l'accessoire de certaines lésions organiques du cœur.

Les fluxions les plus immobiles sont les *lésions chroniques du cœur* ou de ses valvules qu'on nomme endorcardite et péricardite; c'est ce qu'on a appelé *souffle*, *bruit du cœur*.

Les *nodosités*, appelées aussi incrustations ou concrétions, sont les manifestations d'une infection, partant de *nodus mère*.

Les *enchondromes* des os ont une connexion avec les inflammations chroniques. Ici encore l'échelle de fréquence va de la périphérie vers le centre, de telle sorte que les os des mains et des pieds, notamment les phalanges des mains et les os du métatarse sont les parties le plus souvent atteintes.

Il y a aussi des enchondromes des parties molles ; de quelque manière qu'on veuille caractériser l'altération goutteuse, beaucoup de symptômes qui se montrent dans la véritable inflammation manquent, particulièrement la suppuration ou l'exsudation.

Si nous considérons l'inflammation comme altérant la nutrition dont le mouvement est l'action naturelle qui favorise la digestion, nous conclurons que dans l'affection goutteuse le gonflement est un obstacle à la circulation de la nutrition, d'où l'observateur peut expliquer le *processus inflammatoire* qui se propage suivant un mode péristaltique et s'établit pour quelque temps dans un point qu'il irrite par sa stagnation ; puis surviennent les phénomènes évolutionnels : engorgements sanguins, resserrement des vaisseaux, jusqu'à ce que survienne une dilatation, œdème ou une résorption. Il y a différentes espèces d'irritation dans la phlegmasie goutteuse :

1° Une irritation sensitive qui par une action réflexe peut agir sur un organe en produisant une dilatation vasculaire ;

2° Une irritation des nerfs moteurs dans le tissu enflammé qui peut déterminer une contraction ; si nous voulons aller plus loin nous répéterons que la goutte est une névrose et nous ajouterons que cette névrose se traduit par une irritabilité excessive des nerfs du cœur ;

3° Irritation par émission normale de produits morbides qui déterminent des troubles d'assimilation et de désassimilation, *substance irritante* d'abord, liquide suivant la loi de la nutrition.

Cette névrose est primitivement locale, puis ensuite ses molécules se transportent ailleurs par similitude.

Il faut confesser notre ignorance des causes de la goutte, j'entends des causes occasionnelles; sont-elles la conséquence d'une inflammation aiguë ou d'une substance irritante qui agit sur tous les tissus excitables.

Là où existe une fonction animale, là où existe l'*excitabilité*, l'*irritant* agit en augmentant cette fonction, nous avons donc le droit de penser que l'inflammation goutteuse se résout toujours dans une augmentation de l'action physiologique d'un organe qui conduit à la rougeur et au gonflement, et ce dernier peut encore augmenter la douleur et reprendre la forme d'œdème.

L'*œdème* d'un organe exerce sur la nutrition une influence qui lui est propre, chaque tissu se nourrit par lui-même en prenant chacun du matériel commun la part qui répond aux besoins de sa nutrition, qui détermine la direction finale d'un *processus nutritif*.

L'inflammation des synoviales coïncide à la *pleurésie* par l'analogie de l'œdème.

Diathèse désigne la disposition intime du corps variant d'un individu à l'autre aussi bien en santé qu'en maladie; la preuve en est que sur cent individus placés dans les mêmes conditions hygiéniques, vivant absolument de la même manière, se nourrissant de même, etc., etc., un seul aura la goutte.

Diathèse d'*urate* et d'*acide urique*. J'attribue ce qu'il y a d'ambigu et d'obscur dans ceci à la cause inflammatoire qui paralyse les glandes sécrétoires dans leurs fonctions ; celles-ci sont engorgées d'où résulte suspension d'excrétion. Alors rien d'étonnant que de trouver des excès d'urée, d'acide urique et d'urates de soude dans les organes des goutteux, même dans le sang, du sel de cuisine, cet acide gastrique neutre et alcalin que nous absorbons tous les jours.

La phlogose produit l'effet de *brûlure*, les glandes ne sécrètent pas des sels, des acides sont formés, c'est la chaleur de la fièvre goutteuse qui les rend insolubles; quelle qu'en soit l'explication, pour s'en débarrasser, il faut des agents ayant une affinité dissolvante pour leur expulsion vers l'économie.

Les fluxions les plus morbides affectionnent tour à tour les mains, les pieds, les genoux et d'autres articulations légères.

Quelle est l'X du problème de la goutte ? quelle est cette inconnue à dégager ? L'expression X est à considérer comme une formule, comme le signe d'une perception reçue à l'occasion de phénomènes d'un ordre particulier.

Le siége de la cause *pléthorique* se trouve compris entre les côtes asternales du côté gauche et bouche parfois vers la mammaire interne les vaisseaux voisins ; qui n'a remarqué l'abondante sécrétion de gaz chez les goutteux ?

Dans la *synoviale*, on reconnaît une dépression

des tissus et une augmentation de chaleur interne. Les dépôts de sels dans les tissus affectés de la goutte peuvent s'attacher aux parois des organes renfermés dans la poitrine, les enflammer ou en rapetisser l'étendue.

Toutes les tentatives de résolution on de réduction ne produisent aucun résultat, les phlegmasies goutteuses *erratiques* cessant insensiblement et sans suppuration dans les neuf dixièmes des cas.

Les phlegmasies fixes suppuratives ont une marche calculée, une durée courte, une fin prévue.

L'inflammation aiguë coïncide avec des sédiments goutteux qui séjournent dans des cavités sans ouverture, douleur pulsative à la *plèvre costale*, *névrose* dite goutte remontée.

Par la mutation et la transsudation des matières organiques, la *goutte remontée* est une fausse induction, c'est une profonde erreur diagnostique. Ainsi on a souvent confondu l'*angine de poitrine* pour elle ou l'hypertrophie du cœur.

La goutte a une investiture centrale, et comme tous les corps liquides, avant que de devenir solide, elle se meut par une action de flux et de reflux, congestionne les organes les plus musculaires, les poumons, la rate, le foie.

Quelle différence y a-t-il entre la classification goutte rétrocédée, goutte larvée, goutte régulière ou irrégulière ? Aucune. La cause matérielle de la goutte, celle intérieure, prédomine la cause extérieure, l'absorbe en quelque sorte. A la goutte éphémère, se révélant uniquement par quelques fluxions à peine perçues, se substituent des localisations graves, permanentes, multiples sur les principaux viscères de l'économie : *engorgement des viscères, induration, tumeur, fausses membranes.*

Arrêtons-nous un instant sur le phénomène de fausses membranes. Nous rendons des fausses membranes sous forme de lambeaux de chairs, de cordons, de tubes ou de concrétions pseudo-membraneuses, quelquefois conservant l'aspect moulé des organes dont elles se sont détachées. Cette affection que les nosologistes appellent *phlegmasie* désigne une nature subordonnée à l'iuflammation. Il y a là comme une correspondance intime des milieux intérieurs avec les parties du corps humain attachées au tronc et comme une germination de principes morbides qui séjournent anatomiquement dans les tissus.

La *goutte postiche* survient quelquefois comme phénomène secondaire dans le cours d'une maladie qui contribue de fait à la détérioration de l'organisme.

Le produit goutteux, quelque parasitique que puisse être son composé, est toujours une partie du corps humain qui produit celui-ci.

La partie est parfaite partout où l'homme n'y introduit pas son tourment : ce dicton ne manque pas de beauté. Dans la nutrition naturelle, la lutte pour l'existence fait son choix tout comme le fait la volonté de l'homme dans le traitement artificiel pour arrêter des causes finales poursuivant un but déterminé.

L'usage des lavements est indiqué pour balayer le cæcum des mucosités qui séjournent dans ses infractuosités.

La science fait chaque jour des découvertes importantes, chaque jour l'action des éléments chimiques modifiant l'organisme humain est mieux appréciée. Reste à savoir si cet organisme peut résister longtemps aux agents réparateurs que l'on y introduit sans que le système nerveux en soit choqué.

Des hommes sérieux et compétents ont démontré et avoué qu'il y a des affections qui ont leur support ou spécifiques à elles, et à défaut d'explication rationnelle de leur mode d'action la science est certaine de leur effet et s'en sert avec succès méthodiquement. Ces médicaments se nomment *empirismes*. Malheureusement les empirismes de la goutte, du rhumatisme et de la gravelle sont nombreux.

Reconnaissons qu'il existe entre la science pure et les applications de la science un écueil ; l'une ne s'occupe que des sciences inorganiques, l'autre envisage la connaissance exclusive des lois de la vie, aucune ne permet d'embrasser l'ensemble du savoir humain ; lorsque deux représentants de chaque science s'expriment, ils se regardent sans se comprendre et parlent sans s'écouter.

Le mouvement de la force motrice va du centre

à la circonférence; pour que la cause goutteuse de-
vînt mouvement circulaire, il fallait donc que la
force motrice rencontrât des obstacles qui la dé-
tournassent sans cesse de sa route. Ces obstacles
formèrent des clapiers dégorgeant incidemment
leur trop plein qui, filtrant dans les organes, porte
partout un principe de trouble en y produisant
le même élément. Cette matière circulant dans le
tube intestinal y exerce une action topique qui le
blesse surtout dans la partie où la nature a fixé un
temps d'arrêt, une sorte de lieu de consignation
pour les matières excrémentitielles, dans le cæcum;
c'est là et dans le voisinage par la contiguïté que
s'établit l'élément inflammatoire toxique, là dans cet
angle intestinal, dans ce coude, où la force nutritive
vient encore exercer un reste d'énergie pour restituer à l'économie le peu de suc chyleux échappé
aux vaisseaux lactés supérieurs.

Le niveau d'une rivière n'indique pas la source
à qui ne la remonte pas à son commencement, il en
est qui, pour continuer leur cours, sont formées
d'une ou plusieurs sources.

La goutte d'eau qui a force de tomber fouille le
grès. Les transitions du froid et du chaud qui font
éclater le rocher sont des puissances de destruction, les sels qui s'amassent sous forme de pétrifications arrêtent la circulation de la vie; il en est de
même des inflammations du col de la vessie, comme
des phlegmasies du gros intestin, à cause de l'influence qu'elles exercent sur la santé générale; la

cause goutteuse rompt la vitalité, le mouvement péristaltique s'énerve ou s'innerve, les sécrétions et les excrétions n'ont plus leurs conditions régulières.

Le gouflement goutteux ne représente pas le siége de la goutte, il indique un niveau.

Le cœur peut être affecté par des grains calcaires, ou des coagulations ou des cristallisations formées de sédiments réunis.

Le sang circule imparfaitement dans nos vaisseaux et en tous nos organes charriant ces sédiments.

La goutte de quelque nature qu'elle soit est produite par une seule cause qui est l'obstruction, car tant que les liqueurs circulent sans aucun obstacle, nous jouissons d'une santé parfaite.

GOUTTE. RHUMATISME. GRAVELLE.

Il en est des théories développées pour le traitement de la gravelle rénale comme des calculs biliaires, elles ne peuvent sortir du vague et de l'idéologie, la cause nous échappe. Mais ce qui est incontestable, c'est que ces causes quelles qu'elles soient sont dominées par une prédisposition particulière à l'individu et que la gravelle urinaire est bien souvent l'expression de la goutte. Il faut dire pourtant que la goutte est rare chez la femme et que c'est chez elle précisément que les calculs biliaires s'observent le plus souvent. Le siége le plus habituel des concrétions biliaires est la vésicule du fiel ; elles se forment aussi dans l'intérieur du foie et elles constituent des tumeurs saillantes à la surface de cet organe.

En prenant de l'iodure de potassium, ce lithontriptique par excellence, et en buvant souvent des eaux de Pougues, de Contrexéville ou de Vichy, les malades parviendront pendant quelques semaines à se délivrer de leur gravelle. Le mal reparaîtra avec opiniâtreté du moment qu'ils cesseront le traitement, il se formera de nouveaux calculs sans que l'hygiène la mieux entendue puisse prévenir ou guérir la maladie.

Ces calculs sont le plus généralement entraînés par les mouvements péristaltiques jusqu'à l'anus, à travers lequel ils sont expulsés avec les garde-robes, et n'occasionnent pas les douleurs sourdes de ceux qui s'engagent dans les voies rénales où ils s'accumulent parfois.

Il est donc indispensable quand on soupçonne l'existence de calculs de faire examiner chaque garde-robe, de recevoir les matières sur un tamis serré, de les délayer, de les laver à grande eau, de manière que les matières solides restent seules, et on conviendra que cette opération est fort dégoûtante. Cette expulsion des concrétions par les urines lors des crises ne laisse aucun doute sur la possibilité qu'une fistule de vésicule du foie peut s'ouvrir dans les bassinets du rein.

On a admis un principe chimique pour agir sur

les calculs qui consiste à administrer aux malades un mélange, dans la proportion de trois parties d'éther sulfurique, pour deux d'essence de térébenthine, remède de Durande.

Les réactifs chimiques dans un verre à expérience et par contact très-prolongé avec les calculs brutes ne les dissout que lentement; mais il serait absurde de supposer que le même but peut être atteint avec un dissolvant dilué et modifié avant que d'arriver en contact avec le calcul.

Les malades ne se prêtent pas toujours à nos moyens systématiques. La composition des liquides dans les parties enflammées mérite de fixer l'attention; ils ne sont pas également les mêmes, chaque organe a une structure qui lui est propre et spéciale ; enfin les fluides sécrétés varient, ils sont modifiés, changés ou altérés, quelquefois épaissis, d'autres fois indurés et concrétés, susceptibles de s'organiser et de présenter des vaisseaux de nouvelle formation.

Personne ne saurait méconnaître l'influence qu'ont eue sur la médecine pratique les données fournies par la physiologie et l'histoire naturelle, dans l'opinion rhumatisme, gravelle urique, goutte; chaque catégorie ne veut dire que ce qu'elle dit.

Il n'est pas rare de voir des individus frappés à la fois ou tour à tour des accidents propres à la goutte, à la gravelle ou au rhumatisme. Le prodrome qui s'attaque à toutes les surfaces articulaires a reçu le nom d'*arthritis*.

Le prodrome sous lequel se forme de la poussière, du sable, du gravier ou des calculs constitue la *gravelle rouge* ou la *gravelle urique*.

Lorsque les productions retenues dans l'économie se fixent aux articulations, elles donnent naissance à cet état douloureux qui a reçu la dénomination de goutte ; quand elles se répandent dans les muscles on a le rhumatisme goutteux, et quand elles se portent sur l'appareil respiratoire ou sur l'appareil digestif on a, soit l'asthme goutteux, soit la dyspepsie goutteuse.

Enfin lorsque ces produits ou constituants restent mêlés au sang et qu'ils en altèrent la composition ils donnent lieu soit au diabète soit à l'albuminurie.

Les dépôts d'urate de soude portent le nom de *tophus ;* il existe une relation intime entre la formation de ces corps étrangers et une inflammation d'une nature spéciale.

L'*ankylose* peut former des soudures aux articulations, ou ils s'établissent soit aux valvules du cœur, etc.

Il faut considérer la goutte comme un acte physiologique dévié de son type naturel ou normal.

La goutte une fois déclarée procède toujours par attaque ; une attaque a des prodromes, quand on les néglige la douleur se manifeste aux gros orteils, presque toujours au milieu de la nuit on voit la partie malade se gonfler, la peau rougir, il y a fièvre.

La goutte est la transformation de l'urée en acide urique.

L'urée n'est pas un produit d'une sécrétion véritable, mais seulement le produit excrémentitiel de la combustion des matières albuminoïdes et son excrétion se fait par les reins. Mais lorsque par un motif quelconque la combustion des matières albuminoïdes reste incomplète, le produit excrété n'est plus l'urée, mais un corps moins avancé, selon l'expression des physiologistes, et dont la solubilité est presque nulle, ce corps est de l'*acide urique*.

La présence en excès de cet acide dans l'économie constitue un état particulier ou diathésique dont les manifestations sont aussi variées que nombreuses.

Toute la thérapeutique est impuissante contre la prédisposition ; la médication la plus rationnelle ne peut qu'avoir pour but de hâter les éliminations, les échanges organiques, afin de dégager les fonctions du trouble apporté par la maladie dans les fonctions gastro-intestinales.

Peut-on fonder une médication moderne sur la méthode expérimentale et rationnelle de la chimie?

La chimie animale est une individualité constituée arbitrairement par la nature avec un ensemble de fonctions *a priori*.

De Blainville a divisé les produits en deux grandes sections : la première comprend les *produits normaux* et la seconde les *produits anormaux*. Parmi les produits normaux, les uns, que nous nommons *immédiats*, sortent de toutes pièces de l'économie, et méritent peut-être seuls le nom de produits ; les autres, que je nommerai *médiats*, résultent du mélange de substances introduites dans l'économie avec des liquides sortis de celle-ci; mélange dans lequel les substances qui y concourent ont subi des modifications particulières qui en font des espèces de produits nouveaux.

Il les range en *aériforme* ou *gazeux* et en *liquide* et *solide*, qui sont le *chyme* et les *matières fécales*.

Les opinions les plus contradictoires ont été émises sur la goutte; franchement, je classerai les produits goutteux en ceux *normaux*.

Différents auteurs ont cherché à distinguer plusieurs groupes de matières goutteuses, malheureusement on les a définies trop compliquées, et l'on n'a pas entre les mains de ces substances pures, elles varient suivant les sujets.

Quoi qu'il en soit, l'alcool ne dissout pas les matières goutteuses, les réactifs chimiques à effets dissolvants sont : l'ammoniaque, le nitrate de potasse, l'acide acétique, l'acide quinique, l'acide chlorhydrique, l'acide benzoïque, les sels de Vichy. Notons que l'eau fraîche et pure est le véhicule par excellence.

L'acide urique étant un acide bibasique donne deux séries de sels, les uns neutres, les autres acides, moins solubles que les premiers.

Le plus soluble de tous les urates est l'urate de *lithine*; de là vient que l'on a proposé l'emploi de celle-ci contre les gravelles uriques.

Le rhumatisme goutteux est peu fixe dans ses diverses déterminations, qui se composent d'éléments physiologiques non spéciaux, n'aboutissant pas à des produits organiques distincts et spécifiques, car les sédiments, le sable intestinal, la gravelle biliaire, les concrétions, les tophus, etc., ne sont pas des formations organiques, retenant les germes de la vie qui les a créés, mais des dépôts de sels ne conservant aucune trace d'organisation, et que la chimie peut reproduire, puisqu'ils dérivent eux-mêmes des réactions chimiques opérées aux dépens des matériaux organiques. (Extrait des leçons sur les humeurs, par le Dr Charles Robin.)

Le passage de l'état liquide à l'état solide s'observe aussi dans les tissus, soit èntre les éléments anatomiques, soit dans leur épaisseur....

Il importe en effet de remarquer à propos de ces tissus en particulier, que les productions dites incrustations qui s'y trouvent ne s'observent pas pendant le jeune âge, c'est-à-dire pendant la durée de l'accroissement, pendant que l'assimilation l'emporte sur la désassimilation ou même lorsqu'elle lui demeure égale, mais alors que l'inverse se manifeste ces productions morbides ne sont par la suite pas dues à la surabondance de matières étrangères à la substance des éléments de ces tissus, mais bien à la non-élimination de principes qui ont fait partie de cette substance s'ils sont d'origine minérale ou s'y sont formés, s'ils sont d'origine organique, comme les urates, certains corps gras, etc.

Il résulte de là ce fait remarquable que les principes immédiats qui produisent les incrustations des tissus après avoir immédiatement fait partie de la substance de leurs éléments, il en résulte, dis-je, que ces principes restent là sans entrer dans le plasma sanguin et s'accumulent sans avoir passé par ce liquide. Au contraire tous les principes immédiats des calculs qu'on trouve dans les humeurs ont passé par le sang avant d'arriver dans celles-ci et de s'y déposer, et cela, soit qu'ils proviennent des aliments comme les carbonates et les phosphates calcaires, soit qu'ils aient été formés par désassimilation de certains tissus, comme les urates, l'acide urique, la cystine, etc.

Les concrétions prennent le nom de *sable* ou de *gravelle* dans toutes les humeurs, mais surtout quand il s'agit de l'urine, lorsqu'à peine visibles ou tangibles, elles ne sont apercevables qu'à l'aide du microscope dans les conduits excréteurs, les réservoirs naturels, ou, sous forme de *dépôt*, dans les vases qui contiennent ces humeurs; elles prennent le nom de *graviers*, pouvant encore être excrétées, et le nom de *calculs* dès qu'elles sont assez grosses pour ne pouvoir sortir des réservoirs naturels, etc., etc. (Ch. Robin.)

UNITÉ DU RHUMATISME, DE LA GOUTTE
ET DE LA GRAVELLE.

Pour le naturaliste qui admet en principe l'u-
nité de la vie sur le globe terrestre et la progression organique, lorsqu'il parvient à découvrir quelques-unes des merveilleuses opérations de la nature,
il admire la simplicité de ses moyens. La nature
avec l'oxygène, l'hydrogène et du carbone ne produit-elle pas mille et mille combinaisons qui n'ont
aucune ressemblance entre elles ? Alors pourquoi
lui refuser le pouvoir de faire sortir trois et dix espèces différentes de rhumatismes goutteux et graveleux d'une *race mère ?*

Toutes les fois que les conditions productives
d'un phénomène seront identiquées, le phénomène
sera identique.

La dénomination *tophus* ou *concrétion crétacée*
comme produits goutteux est inexacte ; on sait aujourd'hui que ni la craie ni la chaux n'entrent
dans leur composition. Cette exsudation, de consistance demi-liquide, est d'aspect crémeux. Séchée,
cette matière donne un résidu alcalin, et, traitée par
les réactifs, laisse déposer des cristaux en aiguilles
d'urate de soude, avec une très-faible proportion
de phosphate de chaux, riche en acide urique, agissant à la manière d'un corps étranger irritant nos
tissus.

Les concrétions peuvent faire complétement

défaut chez les goutteux qui cependant ont subi un nombre considérable d'accès, parce que l'élimination de leur urine a été insuffisante.

Virchow admet : « Il existe une dégénérescence calcaire simple, au point d'abréger une *pétrification*. On connaît dans l'artère radiale la dureté et la sensation calcaire qu'elle produit, dans cet état, de même que dans les artères fémorales et poplitées, la résistance et la rigidité que les parois présentent quelquefois. Or tous ces signes, donnés quelquefois comme se rapportant à l'athérome artériel, ne démontrent pas qu'il s'agit réellement des processus athéromateux. Très-souvent cette induration a son siége dans la tunique moyenne; dans ce cas, la pétrification porte réellement sur des éléments musculaires, de sorte que les fibres-cellules de la tunique moyenne sont transformées en petites colonnes calcaires. C'est un processus qui diffère du processus athéromateux autant qu'une périostite diffère d'une ostéite. Cette sorte de pétrifieation n'a aucun rapport nécessaire avec l'inflammation artérielle ; elle se produit habituellement lorsqu'il existe dans l'organisme une tendance aux pétrifications, lorsque les sels calcaires, devenus libres, circulent avec les sucs nutritifs dans l'organisme. »

A. Trousseau a écrit, dans son Traité thérapeutique : « L'unité anatomique ou physiologique n'a pu jusqu'à présent être démontrée.

« La définition du mot *diathèse*, suivant Littré et

Ch. Robin, est une disposition générale en vertu de laquelle un individu est atteint de plusieurs affections locales de même nature. »

Les détails d'une maladie ne sont exacts que lorsque leurs termes reproduisent fidèlement les phénomènes flottants de la vie.

Que trouve-t-on dans la goutte ?

La douleur, la rougeur et le gonflement.

Que trouve-t-on dans le rhumatisme ?

Le même ensemble de manifestations.

Certaines maladies, certains germes morbides, se développent comme des graines végétales qui placées dans des terrains différents germent et évoluent différemment.

Pour pouvoir distinguer une affection goutteuse d'une rhumatismale il faut inspecter le fruit, tel qu'en botanique on juge entre deux feuilles végétales de familles voisine, le fruit indique la plante, et c'est en détruisant les fleurs ou les fruits que nous amendons un végétal. Cela peut-il servir d'enseignement pour être fixé sur un traitement radical ?

Le *rhumatisme noueux* diffère essentiellement du rhumatisme goutteux, et est incurable.

« Graves, docteur à Dublin, s'exprime ainsi : Dites-moi le nom de la maladie et je vous dirai le remède. Puis il ajoute : Je me fais fort de vous indiquer le nom de cent maladies, sans que vous soyez pour cela en état de m'indiquer le traitement convenable. Par exemple un homme est atteint d'hydropisie, il a de l'œdème des jambes, de l'eau dans la cavité péritonale, j'y ajoute que l'urine est rare et la soif insatiable, que hasarderez-vous d'après cette définition nosologique ? »

Pour modifier ces conditions d'existence d'une maladie il faudrait que la matière médicale fournît des modificateurs spécifiques. Que le nombre en est petit ! Leurs affinités chimiques suffisent à la production de nouveaux corps bruts, elles sont insignifiantes aussi bien que les autres forces purement physiques, pour la production des corps vivants ; mais on peut substituer à une inflammation pathologique une inflammation thérapeutique et par là on abrége la première.

L'*unité* de la goutte et du rhumatisme est en double partie, elle est à la fois intérieure et extérieure, allant alternativement de la peau aux muqueuses et aux viscères, quelquefois exaltation de la sensibilité se concentrant sur un sens, sur un organe, dont la fonction alors se trouve suspendue. Ces troubles généraux de l'économie s'expriment par des souffrances, auxquelles prennent part plusieurs systèmes ou appareils organiques.

Pour expliquer le sens qu'on attache à certains mots, à certaines vues théoriques, la production des tophus suit l'attaque de goutte et n'arrive jamais dans le rhumatisme ; l'accès manque dans le rhumatisme, et ce phénomène est obligé dans la goutte ; dans la goutte les symptômes *prémonitoires* sont des troubles nerveux, ils ne se manifestent pas dans le rhumatisme; dans la goutte on voit survenir, du côté des organes de la sécrétion urinaire, des accidents qui ne se rencontrent pas dans le rhumatisme; de même dans ce dernier le cœur est respecté, et le goutteux est frappé au cœur, Entre l'*arthrite goutteuse* et l'*arthritre rhumatismale* les caractères généraux de l'inflammation ont une grande analogie, et ces différences remarquables sont notées par de bons cliniciens.

La *blennorrhagie goutteuse* coïncide avec une affection catarrhale, de même l'*ophthalmie.*

La *dégénérescence artérielle* coïncide avec des anévrysmes de divers ordres.

Les *altérations des téguments et des os* coïncident avec l'existence des végétations osseuses développées au pourtour des surfaces diarthrodiales de la subluxation des os, elle est le fait de la vieillesse. La dégénérescence graisseuse et calcaire est une exception dans la pathologie de la jeunesse. A cette période la goutte porte ses pertubations sur les fonctions vitales auxquelles préside plus particulièrement le système nerveux trisplanchnique, et dont l'exercice est incessamment nécessaire à la persistance de la vie. On dit alors qu'il y a affection du cœur.

Quelle est la cause de cette dégénérescence de ces productions? On en a donné un grand nombre plus ou moins hypothétiques.

L'action de la matière calcaire porte sur les fonctions organiques qu'elle entrave mécaniquement, et sur le principe de la vie, car elle peut séjourner des années dans des parties très-sensibles, sans y exciter la moindre douleur ou la moindre inflammation lorsqu'il n'y a pas irritation locale par action des courants sanguins, ni tiraillement des parois.

Dans le sens vénal du mot, il faut séparer moins que l'on fait la goutte, le rhumatisme et la gravelle, j'ajouterai qu'ils sont *trijumeaux*. La goutte, on peut le dire, marche de front avec la gravelle. Sur 100 goutteux, M. Rayer en a vu 99 affectés de gravelle, ou dont l'urine déposait des sédiments formés d'acide uriques ; aussi, la goutte a-t-elle été considérée par certains auteurs comme une cause déterminante de la gravelle, ou *deux manifestations du même état morbide*.

En ramenant la goutte et le rhumatisme à l'unité pathologique on reconnaît que ce sont non deux espèces nosologiques différentes, mais des variétes d'être distinctes d'une seule espèce, où domine un certain ordre de phénomènes.

La science affirme chaque jour l'unité de ce vaste univers dans lequel nous tenons, nous hommes, si peu de place.

L'unité des forces physiques a pour formule générale, que toute les forces de la nature se raniment au même principe et se transforment l'une dans l'autre suivant des règles fixes.

Divers phénomènes sont susceptibles de se transformer les uns dans les autres et nous sommes conduits à leur chercher une commune mesure dans l'effet dynamique qu'ils présentent.

Ainsi rhumatisme, coryza, goutte, gravelle, asthme, sont souvent les manifestations d'une même *diathèse* et leurs atteintes peuvent alterner chez un même individu.

L'influence atmosphérique solidifie plus ou moins les humeurs en *gaz*, *vapeur*, *liquides* ou *solides*, aussi bien les métaux que les corps organisés. De même il n'y a aucun gaz que le refroidissement ne fasse passer à l'état liquide et de là à l'état solide.

Si la science avait des procédés plus parfaits elle expliquerait les influences qui se prononcent aussi bien par le beau temps que par la pluie et nous enseignerait à solidifier tous les gaz et à gazéfier les solides.

Le progrès est le mouvement perfectionné, de même la conservation est l'immobilité de ce qui est à maintenir.

Quand la première manifestation maladive est positive, ce premier progrès, contraire à la conservation, séjourne à l'état d'altération dans la santé, jusqu'à ce qu'un second progrès vienne l'accroître.

Quand la première amélioration s'arrête dans un traitement, ce premier progrès à son tour séjourne à l'état de conservation, jusqu'à ce qu'un second progrès vienne, en se posant sur lui comme sur une base, et y reste pour servir de fondement à un troisième progrès, qui, lui aussi, passera aussitôt qu'il sera accompli à l'état de conservation, et ainsi de suite.

On pourrait estimer que le traitement est une halte momentanée, un temps d'arrêt dans le chemin de la maladie. Cette opposition dure tout le temps que l'agent est nécessaire, que sa vertu n'est pas épuisée pour l'élaboration d'un nouvel agent ou la coopération d'un auxiliaire.

Quand le progrès est affermi, cet échelon devient l'échelon supérieur aux inférieurs de la conservation.

Nos connaissances, trop limitées en histoire naturelle, et surtout les faits qui régissent la matière physique, nous ont fait recourir à une loi fabuliste que nous nommons la *Fatalité*, en ce qu'elle a des mouvements irréguliers qu'elle dirige dans le sens de son but, qui nous est inconnu, que notre expérience ne peut éviter et qu'il faut subir. Par conséquent, la fatalité n'entraîne avec elle aucune responsabilité ; par ce qui est aujourd'hui, ce n'est pas ce qui sera demain.

Lorsque la goutte est abandonnée à elle-même, ses attaques, longtemps répétées, peuvent entraîner à leur suite des lésions organiques, des dégénérescences étrangères à la première configuration.

L'unité de la goutte et du rhumatisme doit avoir une signification concrète pour mettre la question sur le vrai terrain de son origine *hybride*, nous la reléguerons avec les phlogoses ou phlegmasies que, dans différentes langues, on désigne sous ce nom. Cependant, on a admis que la gravelle serait la goutte cristallisée, et le diabète la goutte sucrée, suivant la coagulabilité de l'urine à divers degrés.

Le mot *arthritis* a été rappelé par le Dr Bazin pour désigner l'espèce de dartre propre au rhumatisant, nommé ainsi dans l'antiquité.

L'entendement humain est absolument limité; cela provient de la relativité de nos moyens de connaître et des différences individuelles. Jetez un regard sur une forêt composée d'arbres d'une seule essence, de hêtres, par exemple : sûrement vous n'y trouverez pas deux arbres qui se ressemblent parfaitement dans leur mode de ramification, dans le nombre et la forme des branches et des feuilles, de leurs fleurs et de leurs fruits. De même il n'est pas deux hommes et deux femmes qui soient identiques par la physionomie, la taille, la couleur des cheveux et de la peau, le tempérament, le caractère, etc.

Quelle action l'extérieur exerce-t-il sur l'intérieur; quelle action l'inanimé exerce-t-il sur le vivant; quelle action l'artificiel exerce-t-il sur le naturel? Question capitale.

Le centre est le miroir dans l'intérieur de l'extérieur, mais le miroir effacé, obstrué, que l'on doit interpréter en vue figurée. Un point central de communication et de coopération est donc établi entre l'extérieur et l'intérieur par aspiration.

Le monde est plongé au sein du monde inorganique en lui empruntant et en lui rendant sans cesse, sans lequel il ne saurait subsister.

Le rhumatisme, la goutte, la gravelle, l'arthritis, ne peuvent être définis, distingués qu'aux yeux de spécifistes absolus, et leur conclusion logique les a conduits à leur unité d'espèce de famille variable sur un organisme, s'il est sanguin, pléthorique, anémique, dartreux, scrofuleux, syphilitique, herpétique, etc.

Ainsi, il n'est pas un seul goutteux qui soit quelque chose de ça, et, en poussant les entités morbides plus loin, la goutte est initiale primitive ou héréditaire, c'est dire que toutes les maladies indiquées plus haut peuvent la précéder, qu'elle en est la substitution régressive ou dégénération, soit que cette dégénération ait lieu directement, soit qu'elle se fasse par abâtardissement ou métissage.

Le goutte, prise dans un sens et le rhumatisme dans un autre, est échue à toute partie ou tout être qui ont leurs séerétions normales, mais sans équivaloir d'excrétions en rapport entre elles.

Le gonflement qui en résulte n'éprouve point d'impression, traité par les agents *aboutissants*, comme les abcès par *suppuration*. Ceci gravé et adopté, la question de l'unité de la goutte et du rhumatisme se pose d'elle-même.

Un des caractères de cette phlegmasie est de se transporter d'un point à un autre ou tout au moins de mouvoir certaines parties du corps. Cette faculté de locomotion a pour instruments les muscles, un grand nombre de rameaux nerveux. Les douleurs varient suivant l'organe qui en est affecté.

L'affection goutteuse dirige ses premières atteintes sur la jointure métatarsienne du gros orteil; viennent après, par ordre de fréquence, le côté externe du pied, les mains. Les articulations de la hanche tardivement; aussi celles de l'épaule et du genou sont quelquefois respectées.

Le sédiment de la goutte a été comparé à un larmoiement. Une sécrétion trop abondante de larmes n'irrite-t-elle pas la conjonctive, ne produit-elle pas une vive douleur des paupières et même des joues; telles seraient exposées les muqueuses internes.

Dans un membre enflammé, il y a une façon de travail phlegmasique dans lequel la vie est en excès par l'effet mécanique du sang ou de l'amas trop considérable des liquides offrant de nouveaux produits, connus sous le nom de sérosité ou *synovie*, qui est un déplacement de l'humeur exhalée par les membranes synoviales de la surface des cavités articulaires. Il survient des tumeurs formées par un fluide albumineux renfermé dans un kyste solide qui communique avec l'intérieur de la gaîne tendineuse, y causant une tension excessive du tendon, qui est l'affection arthritique.

Il n'y a presque plus de secret entre le ciel et les hommes. L'homme plonge son regard indiscret dans les astres; il règle la marche des planètes, comme les mouvements d'une pendule; il descend dans les entrailles de la terre et y analyse les couches successives qui ont formé le globe. La science a pénétré dans les coins les plus reculés et défini les choses les plus indéfinissables, et elle ignore la situation d'un organe par rapport à un autre, elle ne peut forcer cette barrière des *relations*.

Pour communiquer l'interprétation d'une affection contenue et entrée comme partie dans un organisme, que de détails, que d'emphases. Cependant, lorsque l'on parcourt la longue liste des docteurs qui se sont essayés sur la goutte rhumatismale, qnand on interroge les traités thérapeutiques de toutes les nations européennes qui ont tour à tour visé infructueusement sur ce sujet, on peut croire que tant d'efforts et de persévérance ont leur importance utilitaire.

La gravité du pronostic *goutte remontée*, qui effraie, n'a pas le sérieux qu'on lui a attribué, une constriction spasmodique de l'œsophage s'oppose au bol excrémentitiel, alors les selles ne peuvent descendre au bas du gros intestin, s'encrassent au haut vers le cæcum, d'où résulte un principe de chaleur.

Lavoisier a démontré que la chaleur organique qui anime les êtres vivants est engendrée en eux par une véritable combustion en tout semblable à la combustion de nos foyers.

Dans le cas de congestion intestinale, on observe que les repas pris d'un bon appétit sont suivis d'un trouble retentissant aux pieds, aux mains, à la tête, etc. Le labeur qui fait connaître un travail souterrain est une légère contriction vers le sein gauche. En interrogeant l'anatomie, nous interpréterons qu'il doit exister là, vers le croisement des artères destinées à porter le sang soit du cœur aux poumons, soit du cœur à toutes les parties du corps, formation de dépôts calcaires ou d'azotates de potasse, une *tumeur mère* rhumatismale graisseuse et graveleuse.

Ce phénomène transforme à son profit une partie de notre nutrition pour en former un produit morbide et des variétés de fluxions à des siéges locaux différents.

L'*unité* du support des symptômes morbides déterminés par l'enchaînement naturel des phénomènes goutteux. Eh bien, est-ce le manque d'alcalinité sanguine qui engendre la goutte? Est-ce l'affection qui la soustrait à l'économie? Est-ce la maladie qui fait devenir notre substance animale moins alcalescente? Car il est évident que les alcalis ont une affinité toute puissante en opposition à la goutte. Quelques praticiens considèrent le rhumatisme comme une inflammation des tissus.

POUSSÉES, PHÉNOMÈNES, CRISES.

Il y a des jours où l'on est plus bougon que Diogène, l'homme à la lanterne. On a de l'excitabilité nerveuse, un gonflement, de l'essoufflement, une augmentation notable de l'appétit, toutes ces choses-là réunies sont bien faites pour aigrir un organisme rhumatismal, goutteux et graveleux.

Toute distinction qui suppose un classement de faits, toute recherche qui exige une distribution de matière, doit se faire d'après l'expérience de son propre fonds, l'on ne peut signaler que les plus importantes observations, celles que l'on connaît le mieux.

Les phénomènes qui se passent au sein de l'organisme goutteux, l'état qui constitue l'identité des fluides humoraux (*sang*, *bile*, *urine*), l'analyse des productions morbides (*tumeurs*, *calculs*, *gravelle*, *épanchements aqueux*, *dégénérescences graisseuses*, etc.) et le mode d'action des médicaments même les plus simples, sont un mystère que l'on a voulu pénétrer sans qu'on y soit jamais parvenu. Cependant quatre points principaux sont à considérer : la forme de la maladie et celle pharmaceutique spécifique, la nature propre au sujet et le choix des substances équivalentes.

L'harmonie qui existe entre le cerveau, le cœur, l'estomac, constitue le trépied immortel de la vie des êtres organisés ; la cause la plus légère peut détruire ce merveilleux accord de la santé, développer une maladie sur tous les viscères de l'économie.

Les individus sont les représentants positifs d'un remède qui leur est bienfaisant, si la substance ou la dose est en rapport avec le mal que l'on combat, comme l'avance ou le retard imprime à une montre plus ou moins de régularité.

Les *phénomènes* de prédilection goutteuse sont nombreux, il peut se faire une rétention dans les glandes du gros intestin ou dans les simples cryptes de la *vessie urinaire*, aussi aux glandes de l'estomac et dans les glandes muqueuses; cette dernière est plus rare.

Crises. — Cet effort de la nature, plus ou moins violent, pour se débarrasser de ce qui est nuisible. Le produit des substances sécrétées n'est pas entraîné hors de l'endroit où elles se sont produites, ou ne sont pas comme elles devraient l'être complétement éliminées du corps ; alors, elles s'accompagnent de gonflement d'un caractère inflammatoire, et d'un mouvement fébrile. Enfin, la goutte a le sort ordinaire des maladies que l'on est obligé de traiter au milieu des phénomènes et des pousséesadverses et déchaînées.

Eh bien, toute *congestion*, si elle ne cesse pas bientôt, abo utit à une phlegmasie, à un flux, à une hémorrhagie, à une hypertrophie, ou encore la lymphe plastique peut passer à l'état de tissu fibreux, et devient un élément parasite.

Nous devons bien nous persuader que, comme les physiciens, comme les chimistes, nous n'avons à étudier que des phénomènes, et que le problème à résoudre consiste seulement à découvrir leurs conditions immédiates d'existence, ou, en d'autres termes, à découvrir leurs lois.

Nous sommes forcés de reconnaître que, dans l'être vivant, chez l'homme par conséquent, se produit des phénomènes physico-chimiques. Quelque soit, en effet, le genre de phénomènes, nous ne rechercherons pas les causes premières qui sont inaccessibles et chimériques, dont un voile cache le mystère à nos yeux, et dont nous ne connaissons pas encore l'essence, seulement par l'observation des faits nous tâcherons de saisir, par la comparaison, l'expérimentation, les conditions de leurs manifestations.

Dans une plaie qui se cicatrise, s'accomplissent des phénomènes qui suivent une marche invariable : la suppuration est l'aboutissant d'une réaction salutaire par elle-même, et à la suite de laquelle s'établit une guérison parfaite, lorsque la matière purulente trouve un écoulement convenable. Mais il n'en est pas de même des affections sous-cutanées, telles la goutte, par exemple : point de suppuration. Voilà la loi. Est-ce une force spéciale? Est-ce un principe qui tient sous sa dépendance l'organisme tout entier? Qui peut le dire? Les explications ne manquent pas, mais ce que l'on ne peut affirmer, c'est que l'hypothèse d'un principe vital non-seulement n'explique rien, mais a encore l'inconvénient grave de faire illusion et de détourner de toute investigation nouvelle.

Dans la goutte, des accidents fébriles continuent et reparaissent avec une intensité variable. Les tissus se tuméfient, deviennent douloureux, des lésions caractéristiques se forment dans les principaux viscères.

Ici, en effet, se trouvent réunies toutes les conditions d'une fermentation : produits organiques,
chaleur, oxygène. Y a-t-il des ferments, ou bien
sont-ce des transformations successives des substances fermentescibles qui s'accomplissent? Peu
importe, ce qu'il y a de certain, c'est que des produits de décomposition se trouvent en contact avec
une foule de bouches absorbantes, passent dans le
torrent circulatoire, et produisent une véritable
intoxication du malade; les tissus en contact avec
l'agent toxique se modifient, s'enflamment, se tuméfient, se ramollissent, et enfin subissent une
nécrose moléculaire. Le corps de l'homme est, en
quelque sorte, un laboratoire dans lequel s'accomplissent des réactions chimiques, des phénomènes de l'ordre physique.

Le *sel de nitre* ou azotate de potasse se rencontre
et se forme naturellement à la surface des murs et
du sol, partout où habitent l'homme et les animaux; nous avons donc une quintessence produc-
trice de ce sel qui se cristallise en prismes canne-
lés à six pans, où il forme une efflorescence plus
ou moins impure.

Les phénomènes jettent dans l'incertitude et jamais incertitude n'a signifié inquiétude plus grosse
à celui qui ne sait se rendre compte de tout changement appréciable à nos sens qui survient dans
un organe.

L'*aiguë* est une manifestation violente qui dé-
borde la coupe par excès de matière amorphe, elle

met en mouvement son activité dans des limites locales.

La *douleur*, élément nerveux, précède l'élément sanguin ou fluxionnaire, puis la turgescence.

Il y a quelquefois un engorgement variqueux des veines des extrémités inférieures, en même temps le cœur est surchargé de sang veineux rendu impur par suite de la présence d'une certaine quantité d'urée, d'urates, de bile, etc.

L'accès est complet, s'il présente trois stades :

1° Irritation, chaleur nerveuse ou fébrile ;

2° Sanguin fluxionnaire ou étranglement ;

3° Sueur, œdème ou suppuration.

Il est incomplet, si un ou deux de ces stades manquent.

L'accès ou crise se distingue de la fièvre par un caractère tranché, c'est que, dans les phlegmasies, la fibrine augmente et qu'elle diminue dans la fièvre.

La présence d'une tumeur quelconque peut se traduire par une congestion.

La *congestion* est une affection caractérisée par l'afflux exagéré du sang dans les vaisseaux, partielle on totale, d'où résulte pour eux une augmentation variable de pesanteur, de gêne, une sensation plus ou moins vague, plus ou moins marquée de douleur et de calorique.

Suivant le mode d'action de la goutte, un changement de produits s'opère. Quelquefois il y a coïncidence de la *gravelle biliaire* et de la *gravelle urique*, parfois il y a formation d'un mélange d'*urate de soude* et *gélatineuse* ou accumulation dans l'économie d'un corps étranger, l'*acide urique* ou empoisonnement par l'urine.

L'accès ou fièvre n'est pas la maladie.

Là où commence la superstition, la science finit.

Pour le naturaliste, il n'y a nulle part de vraie métaphysique, seulement tout marche dans le monde par des raisons naturelles, que tout effet ait sa cause, et toute cause son effet. Il soumet aussi l'ensemble de tous les phénomènes perceptibles à la loi de causalité, c'est-à-dire à la loi de connexion nécessaire entre les effets et les causes. Il voit dans les maladies des modifications naturelles de l'organisme, fruits de variations, de faits anormaux survenus dans les conditions de l'existence.

Dans l'affection goutteuse, on se trouve en présence d'éléments hétérogènes qui font pencher les phénomènes tantôt dans une direction, tantôt dans une autre.

Le *phénomène* n'est qu'une exagération d'une maladie incomprise ou mal menée. Donc il est important de discerner les phénomènes *critiques* des phénomènes *morbides* et des symptômes nerveux. *Crises* et *évacuations* sont synonymes de phénomènes d'exsudats ou transsudations.

Notons bien ceci que les maladies sérieuses s'annoncent par une crise.

Lorsque la nature n'a pas assez de force pour

mener une idiosyncrasie à bonne fin, il y a crise. Alors, il est urgent que l'on vienne à son aide, c'est ici le cas ou jamais de favoriser le mouvement critique. Naturellement les principales voies par lesquelles l'effort salutaire se fait pour expulser du corps la cause du mal sont : un saignement de nez, le flux hémorrhoïdal chez l'homme, le flux menstruel chez la femme; ils diminuent ou font disparaître la migraine, les maux de tête, les éblouissements, les vertiges ; un coryza, un vomissement, une diarrhée termine un embarras gastrique ou intestinal, beaucoup de pneumonies, de douleurs, de malaises, de phénomènes comme on dit, etc., sont dissipés par une évacuation abondante de sueurs, d'urines, de fèces, de salive, de flux muqueux, de boutons, d'éruptions à la surface de la peau. Le tac médical est d'utiliser ces transports. C'est un fait à peu près constant qu'une crise s'accompagne presque toujours d'une irritation plus ou moins prononcée des organes de la digestion.

La *douleur* peut s'interpréter un cri poussé par la nature : *Sentinelle, prenez garde à vous !*

La fin d'un accès n'est qu'une halte dans la série des crises.

La *dysurie* est une lenteur marquée pour uriner le matin, par le repos au lit; il y a des interruptions de jet de liquide caractérisées par l'inertie de la vessie, et quelquefois accompagnées de spasmes.

L'*anasarque* est la conséquence d'une sérosité

infiltrée dans le tissu cellulaire et un des derniers degrés de la goutte.

La goutte exerce son action à la périphérie musculaire, d'où toutes les altérations articulaires, apportées des profondeurs obscures.

Extérieurement, afin d'obtenir un prompt soulagement à ses souffrances, on est enclin à supposer que des remèdes, appliqués directement sur les jointures enflammées, sont d'un grand secours; mon opinion est que, dans le rhumatisme, l'affection locale n'est qu'une manifestation accessoire d'un trouble morbide qu'occupe tout l'organisme. Donc les vésicatoires, les sinapismes, les sangsues, les liniments, etc., sont inutiles, sinon nuisibles, n'ayant aucun effet sur la *crase* du sang et des produits concrescibles.

Notre histoire médicinale montre clairement que la thérapeutique ne s'ébranle que sous l'impression d'une idée, idée vraie ou fausse, mais unique, jusqu'à ce qu'elle soit reconnue par l'expérimentation à sa valeur intrinsèque.

Une énonciation qui n'est pas neuve, c'est qu'il est reconnu que la goutte, cause excitante, ne se greffe que sur un organisme irritatif; tant vaut la cause, tant se répétera l'effet à inscrire à l'actif aigu ou à déduire de l'état latent chronique.

L'*aiguë locale* est représentée par un seul organe.

La *chronique* ou *générale* est représentée par la fièvre latente.

L'aiguë parcourt violemment ses périodes pour

faire place à une chronicité qui n'est ni un changement, ni une amélioration ; mais le fait capital physiologique, c'est que l'aiguë provoque l'accroissement du pouls et le ralentissement de la diurèse. Or le retour normal de ces deux fonctions constitue l'état chronique.

L'état chronique existe tant que la membrane séreuse qui tapisse les cavités du cœur ne s'enflamme pas.

C'est entre les lames des capsules articulaires, en écartant ces lames et en se cristallisant plus ou moins rapidement que l'humeur goutteuse et les concrétions urinaires se logent, elles enveloppent et gonflent les articulations, alors elles produisent des douleurs plus ou moins aiguës en raison des tiraillements qu'elles excitent dans les nerfs et dans les vaisseaux lymphatiques.

Une concrétion goutteuse sous les pieds a une réaction superficielle dans l'emboîtement du haut de la cuisse, à en conclure que c'est une sciatique, alors on se frotte la hanche inutilement.

Traitement. — La position du membre malade doit être élevée au-dessus du niveau du tronc.

On ne doit pas juguler la congestion goutteuse par des émissions sanguines, ni par des agents répercussifs, ni par des remèdes incendiaires excoriateurs.

Dans les crises, il convient d'instituer le traitement de l'inflammation ordinaire.

Lorsque les mouvements fébriles sont intenses,

on doit garder le lit et observer une diète sévère.

La méthode du traitement de la goutte chronique a ses réserves, les agents stimulants pour la goutte rhumatismale atonique et asthénique. Les tempérants pour les douleurs vagues et pour la phlegmasie qui parcourt lentement sa période, les résolutifs minéraux qui favorisent les excrétions et changent sa dyscrasie.

On a cherché un programme anonyme de phénomènes goutteux dans certaines incubations. La goutte a été subdivisée en nombreuses espèces, on l'a classée dans les venins, les virus ou les poisons, quoique cette signification soit radicalement distincte. Le virus rend l'économie virulente, au moins pour un temps. L'action moléculaire des venins est décomposante, il n'y a de venin que là où il y a des glandes à venin. Les poisons selon leur affinité chimique se fixent et agissent plutôi sur un tissu que sur un autre, et s'éliminent plus ou moins facilement.

Les principes de guérison existeront toujours, partant de cet axiôme physiologique que nous n'avons aucune certitude sur les maladies, il en résulte que la confiance de pouvoir guérir la goutte, c'est savoir d'abord calmer les douleurs des accès, et par là empêcher les attaques de se reproduire, résultat que l'on obtient en rendant le libre exercice à toutes les fonctions.

Un caractère important d'un traitement est l'amélioration constante des accidents et le plus sou-

vent la guérison complète par l'éloignement suffisamment prolongé de la cause qui les a provoqués.

A l'extérieur lotions ou cataplasmes à l'eau ammoniacale ou froide pure.

Pour l'intérieur admettons que prenant deux repas, nous devons faire deux selles.

Le rôle médical, jusqu'à ce que la santé soit ré-
tablie, doit être celui d'un *pompier* qui cherche à
éteindre l'incendie de la fièvre.

La vertu du colchique est légendaire.

La digitale est un contro-stimulant.

La médication altérante ne triomphe pas toujours
de la goutte, ni la médication antiphlogistique qui
est une annexe de l'autre.

L'émétique est antiphlogistique, quelquefois on
l'unit au nitrate de potasse.

Les mercuriaux sont considérés comme les plus
puissants antiphlogistiques.

Le perchlorure de fer a été prôné comme contro-
stimulant ou altérant.

Malheureusement nous ne connaissons que peu
d'antidotes, et les heureux effets curatifs du soufre,
du fer, de l'iode, du mercure, du quinquina, du bicarbonate de potasse, du carbonate de lithine, etc.,
sont généralement impuissants contre la goutte,
seuls solidaires et spécifiques phlegmasique.

Les agents à diriger contre le travail inflammatoire sont : les *substitutifs* qui changent le mode de
l'inflammation ; qui, par un mécanisme inexpliqué,

changent les transformations des éléments anatomiques, dont les résultats sont souvent heureux.

Le *cœur* est le principal organe de la circulation.

Les lésions organiques du cœur se traduisent
par un ensemble de phénomènes, les uns locaux,
qui se manifestent du côté de l'appareil central de
la circulation ; les autres, généraux, apparaissent
du côté des autres appareils de l'économie.

La diathèse goutteuse rhumatismale porte ses
manifestations sur le tissu fibro-séreux du cœur au
même titre que sur le tissu fibro-articulaire. Qu'on
n'oublie pas que l'*anévrysme du cœur* est un rétrécissement et une insuffisance des orifices cardiaques.
Lorsqu'il y a fluxion goutteuse sur le cœur, des
modifications de nutrition sont manifestes. Lorsqu'il y a hypertrophie du cœur, le tissu conjonctif
s'infiltre d'éléments nouveaux, la membrane séreuse perd son poli, elle s'épaissit, il se forme des
pseudo-membranes qui revêtent des formes variées.
D'autres fois il y a des dépôts fibrineux, des dépôts
calcaires composés de carbonate de chaux et de
soude.

Pendant longtemps l'affection goutteuse des
membranes séreuses viscérales peut précéder celle
des membranes séreuses articulaires. En pénétrant
dans les progrès des altérations valvulaires du
cœur, les migraines, le ramollissement du cerveau,
les oblitérations du rein, les phlegmasies aux
mains, aux pieds, coïncident avec le désordre dans

le souffle, les battements du cœur ou le siége d'une valcularisation inflammatoire.

Le voisinage d'un organe habituellement congestionné peut occasionner les varices des veines qui en partent, elles peuvent s'ulcérer, se tuméfier.

On appelle *varice* la dilatation morbide et permanente des veines, quel que soit le calibre primitif ou normal du vaisseau affecté ; celles visibles affectent les jambes, les cuisses.

La *varice anévrysmale* est une tumeur qui survient à la suite de la double lésion d'une artère et d'une veine correspondante, lorsque par une sorte d'anastomose contre nature, le sang, passant de l'artère dans la veine, distend les parois de ce dernier vaisseau. Il peut survenir *migration des caillots* ou *embolie* par tout corps détaché de la surface interne du cœur.

Il y a des légions organiques du cœur peu soupçonnées et trop négligées dans la goutte ; d'où résulte la naissance en excès d'éléments anatomiques, tels qu'épaississements, indurations, végétations, ossifications des valvules, qui sont en même temps déformées et insuffisantes, adhérence du péricarde, hypertropie des parois vasculaires, d'où hydropisie.

Bruit du cœur accompagné d'une sorte de *piaulement étouffé*, claquement valvulaire, sifflement musical dans une carotide, *bruit de diable* ou souffle intermittent.

La digitaline est la substance d'adoption dans les affections du cœur.

L'œsophage, ce canal musculo-membraneux que suivent les aliments du gosier à l'estomac, sert à l'introduction des condiments nutritifs dont on ne peut se dispenser ; mais parfois on y fait entrer des excitants représentatifs de la jouissance sensuelle, du spirituel ou du corporel, alors la maladie est de droit leur succession. Ainsi des accidents divers peuvent affecter le mouvement de la nutrition et y constituer des diathèses tenaces et funestes, telle l'hypergénèse qui est une manifestation progressive de la perturbation de la nutrition qui est un excès dans les parties constituantes du corps.

L'hypergénèse est la génése de la goutte ou cause qui donne naissance à des phénomènes moléculaires généraux, d'où l'origine des éléments et un tissu morbide semblable à ceux de la phlegmasie et d'après les mêmes lois.

D'autres encombres surviennent, telle l'*embolie* formée de caillots fibrineux qui, entraînés par le courant sanguin, vont oblitérer une artère ou former tumeur.

Le temps que l'embolie formera oblitération *aiguë* ne peut se préciser, mais dans la majorité des cas, elle se terminera par évolution, par degrès d'altération anatomique.

D'autres fois il y a désarroi dans l'état de la membrane muqueuse digestive, dont le caractère le plus apparent est d'avoir sa surface lubréfiée par de la sécrétion d'une mucosité plus ou moins abondante.

Chez l'*homme*, dans l'accès du travail digestif, il peut survenir une contraction spasmodique de l'œsophage qui s'oppose au passage des aliments, un *point de côté* intérieurement se fait sentir comme le point douloureux d'un abcès, cependant insensible à la palpation externe; c'est une *pleuro-dynie*, une accumulation de fèces ou de gaz, qui ne peut se dissiper que par résolution, ou la résorption; hors cela, il y a transport de la phlegmasie aux articulations.

Chez la *femme*, l'accès du travail digestif est incommodé par une douleur vive au creux de l'estomac, augmentant sous la forme d'élancements vers la matrice aux époques périodiques.

Chez quelques *dames nerveuses*, qui accusent être souvent dans leur névralgie, on peut soupçonner le symptôme d'une maladie de l'*utérus*, indiquant dans l'organisme de la génération l'existence d'une lésion plus ou moins grave ou d'une supersécrétion du col de l'utérus.

Tant de traitements, se disant fameux, se sont écroulés les uns sur les autres. Ce qui est incontestable, c'est que les eaux alcalines conviennent pour les hommes et les eaux ferrugineuses aux femmes, elles modifient l'économie d'une manière puissante. Veut-on opérer une diversion passagère; le carbonate de magnésie possède des qualités absorbantes et anti-acides.

Tout acte, toute opération vitale viennent de la *vie qui est une cause innée* que nous apporte la nais-

sance, hors de tutèle, pour des fins qui ne relèvent
que d'elle; les maladies et les forces inorganiques
qui surviennent par ricochet sont au-dessous d'elles
et n'abrégent pas relativement notre existence;
seulement nos fonctions, particulièrement celles
digestives, ne s'exécutent plus avec régularité, nous
avons des douleurs vagues.

Première période inflammatoire par invasion
avec *spasme intercostal*, importance capitale de la
nature des milieux et du grand nerf sympathique.

Dans la seconde période, dite d'épanchement,
l'élément inflammatoire est plus faible, mais elle
dure plus longtemps, et, ensuite, les produits s'é-
panchent, il en résulte des transformations qui
s'organisent en fausses membranes où les tissus se
mortifient aux points attaqués.

Il n'est pas rare d'excréter avec les selles par
l'anus des fausses membranes visqueuses que l'on
prend pour des helminthes, même le ténia ou des
lambeaux de muqueuses intestinales ; tantôt ces
filaments sont subdivisés, bifurqués, trifurqués en
bouillie, ce qui n'empêche pas les transformations
graveleuses logées dans le gros intestin ou la
vessie.

Toutes ces transformations ont leurs exceptions.

Le produit morbifique est le résultat des changements que l'inflammation opère dans la fibrine, la
gélatine et l'albumine du sang donnant un composé d'*acide urique* à l'état de goutte aiguë, et, à

l'état chronique un autre composé de *cristaux d'urate de soude*.

La crise critique est aussi considérée par beaucoup d'auteurs comme une coïncidence de la congestion des viscères abdominaux.

Le *météorisme* coïncide aussi à des obstructions intestinales, à un obstacle au cours des matières contenues dans l'intestin ; ces accidents sont rarement accompagnés de ballonnement chez les goutteux.

Les gaz intestinaux, de même que les fèces, sont formées par un mélange d'humeurs naturellement sécrétées avec des aliments venus du dehors qui les modifient plus ou moins, suivant la décomposition de certains principes alimentaires.

Tonnerre roulant, bruit intérieur, *gaz* accumulés dans la cavité pleurale, *pneumothorax*, transformation de substances inutiles en eau, en acide carbonique et en ammoniaque dans le tube digestif, parcourant des espèces de chambres ou réservoirs.

La qualification de *combustible* est un peu forcée puisqu'il n'y a pas de production de feu dans les matériaux pour l'élaboration des aliments ; mais dans la goutte, souvent les tissus sont durcis par une espèce de carbonisation phlegmasique.

Combustion. Ce mot mis à la place d'un agent, dont on ne peut déterminer la fonction chimique, désigne des actes compliqués qui donnent lieu à un dégagement de chaleur azotique qui oxyde des matières organiques et dont ses bulbes peuvent déterminer une détonation de gaz phénomènes de fermentations, soit par la nutrition normale, soit par les agents médicamenteux; arrivée dans le sang de divers acides, d'où fermentation d'acide carbonique et de sels qui, lorsqu'ils ne sont pas directement rejetés au dehors, passent dans l'économie à un état spécifique : urates, pneumate, dédoublement *catalytique*.

La chaleur n'est pas une force distincte de la matière, encore moins une substance propre.

La caloricité sert aux digestions.

La caloricité existe dans nos décompositions.

Nous ne connaissons pas la *chaleur*, mais seulement des matières chaudes, telles les cendres, l'humus, etc.

De tous les sels contenus dans le sang, le plus abondant est le sel de cuisine.

Peut-il provoquer des cristallisations graveleuses ?

Il est tant de choses qui agissent ensemble pour produire ou enlever de la chaleur, en commençant par l'albumine qui se transforme en tissus. Tout se dissout en ammoniaque, en acide carbonique, en eau et en sels dans les liquides de l'économie.

Il ne faut pas chercher l'origine de la chaleur du corps dans une action nerveuse mystérieuse. Toutes les fois qu'une base se combine avec un acide, il y a un dégagement de chaleur. La quantité de chaleur dépend de l'espèce de base et non pas de l'acide. Ce n'est que lorsqu'un sel contient un acide qui ne sature pas complétement la base, qu'il se dégage de nouveau de la chaleur quand on déplace l'acide faible par un autre plus énergique qui sature complétement la base. Dans ce cas, l'espèce d'acide manifeste aussi une influence.

Ainsi, un acide coagulant n'agit pas tel dans la cavité digestive et dès lors n'est pas absorbé; s'il est pris en excès, il se fixe aux tissus solides et ne produit ainsi jamais d'action analogue à la coagulation dans le sang ou dans la lymphe.

Le *pléthorique* est un sujet replet affecté de surabondance sanguine, caractérisée par le gonflement des vaisseaux sanguins, par insuffisance de dépuration du sang (urines, fèces, sueurs, etc.), par la rougeur de la peau et par l'augmentation de la chaleur animale. La pléthore est l'état opposé de l'anémie.

Lorsqu'il y a cardialgie, des oppressions, des congestions et de la somnolence, elles sont regardées comme très-propres à contribuer à cette pléthore inflammatoire qui est le symptôme que le foie et le tube digestif fonctionnent mal ; c'est dans ces cas de dyspepsie que la région hépatique est un peu tuméfiée, que le bord du foie s'abaisse au-dessous des côtes et se montre sensible à la pression.

Cet état coïncide avec une constipation souvent opiniâtre et des urines rares, acides, riches en urée, modifiant les sécrétions et les excrétions, s'opposant à la libre circulation du sang : de là *asphyxie* ou formation de tumeurs *embryo-plastiques*.

La pléthore sanguine reconnaît pour cause une alimentation trop succulente, puisqu'il est des sujets chez qui la force de sanguification proprement dite est si énergique que tout se forme en sang et qu'ils sont affectés d'une sorte de collification sanguine ou de fonte sanguine rarement produite par une lésion organique.

La médication la moins contestable est de provoquer les sécrétions gastro-intestinales et celles de glandes annexes, d'entretenir l'appétit, d'accélérer le cycle fonctionnel, de renouveler plus rapidement la masse sanguine et les tissus, et en outre d'abattre l'éréthisme phlegmasique ou fébrile, d'amener la sudation afin d'établir vers les membranes muqueuses une révulsion favorable, car la sécrétion des glandes est généralement temporaire avec des intermittences de repos, tandis que celle des muqueuses est continue. Or, de même que les muqueuses secrètent des mucosités, les séreuses produisent de la sérosité.

Le soir avant de se mettre au lit un lavement est bienfaisant contre la chaleur climatérique du lit.

La dénutrition est favorisée par l'iode.

La pléthore sanguine et la pléthore séreuse se confondent souvent.

Dans la *pléthore séreuse* il y a toujours plénitude vasculaire, et cette plénitude tient à ce que la sérosité en excès vient s'ajouter à la masse sanguine, *acide urique*.

La *pléthore morbide* est une affection du sang et

de son appareil dont la médication est de suivre pas à pas les phénomènes.

La roséole indique un degré avancé de goutte: *médecin guéris-toi toi-même.*

On devrait développer les qualités natives des enfants par l'enseignement théorique de l'art médical.

Un accès phénoménal ou crise n'est pas plus nécessaire qu'un bouleversement, il y en a toujours de trop dans le cours des maladies à cause efficiente offrant par conséquent cent prises à l'entendement.

Le mot *chronique* veut dire qui dure longtemps, le médecin a le temps d'aviser, et quelques visites de plus ou moins fréquentes n'influent pas sur l'existence du malade qui n'est ménacé que de loin.

Le plus grand nombre des *crises aiguës* abandonnées à elles-mêmes ou mal traitées, se terminent souvent dans l'espace de dix à soixante jours, en observant une diète sévère. Quand elles sont subjuguées par un praticien expérimenté, il les épuise et évidemment en abrége la durée.

Quand l'état général du malade est fébrile, c'est qu'il couve un accès, c'est qu'il a son foyer goutteux plein ou purulent, et dès que le siége principal est vidé, il éprouve du soulagement.

La douleur est une action réflexe des nerfs. Ces souffrances nerveuses ont la faculté de se reproduire au loin de la lésion qui en est la cause. Chaque douleur, chaque altération, chaque accès, diffère de celui d'hier et demain agissant autrement.

La *desquamation* ou la *roséole rhumatismale* est un symptôme consécutif, elle se produit lorsqu'après l'accès, les parties enflammées ne sont plus distendues par le sang; alors la peau, d'une coloration pourpre sombre, prend une nuance jaune, verdâtre ou marbrée, comme dans un coup reçu; cette teinte séjourne représentant à la peau une moire, telle la soie lustrée. Elle se montre très-fréquemment aux pieds, aux mains, aux genoux; elle présente avec l'œdème quelques rapports d'intensité, et n'est point de la même nature que les plaques muqueuses. Cette roséole blanchit sous la pression du doigt; elle reste comme une marque des suites d'attaques de gouttes répétées, ces sortes d'éruptions cutanées ou d'efflorescences sont de fort peu d'importance.

Au moment que l'accès se termine, il survient à la main, au pied affecté, une démangeaison intolérable principalement entre les orteils, l'épiderme s'écaille et laisse une desquamation.

Jusqu'à présent, on n'a pu donner d'autre interprétation; elle n'est point accompagnée de suppuration, ni de farine dartreuse, à moins de certains cas spéciaux en dehors du rhumatisme goutteux et graveleux. Cette desquamation a aussi lieu dans certaines intoxications et dans le cours d'affections graves.

Les *nerfs* ont des ramifications avec les parties

musculaires qui ressentent des atteintes proportionnées pour l'exercice de l'action qui relève l'un
avec l'autre.

Ce qui arrive aux nerfs des sens peut avoir lieu
dans ceux des muscles, par cause purement locale;
ainsi, quelquefois le tronc nerveux qui fournit des
rameaux à toutes les parties d'un membre est irrité, enflammé, et les plus vives douleurs se font
sentir, en suivant la direction de ces rameaux en
même temps que les muscles auxquels ils se distri-
buent éprouvent des mouvements convulsifs ; mais,
lorsque la phlegmasie a désorganisé ce tronc, la
sensibilité et les convulsions disparaissent pour
faire place à la paralysie. Telle est la marche générale des névroses locales ; cependant dans un
grand nombre de cas, l'irritation existante sur le
trajet d'un nerf n'est pas assez intense pour le
désorganiser, le plus ordinairement les douleurs et
les convulsions ne reviennent que par intervalle,
quoique l'inflammation qui les cause soit continue.

Il est des cas où la névralgie dépend uniquement
de ce qu'un des rameaux des nerfs est implanté
dans un organe enflammé. C'est ainsi qu'une dent
malade cause des douleurs dans toute la mâchoire,
dans toute la face et aux glandes lacrymales.

L'engorgement du cœur cause des palpitations,
celle des poumons des étouffements que l'on appelle
asthmes ; de l'irritation simultanée du cœur et des
poumons on en a fait une maladie particulière,
l'*angine de poitrine* ; celle de l'estomac, des dilata-

tions avec vents que l'on nomme *spasmes* ; les névroses qui appartiennent à la fonction reproductive, *hystérie* ; enfin, lorsque l'estomac et les intestins sont attaqués par la goutte aiguë, le cerveau
participe à l'irritation qu'ils éprouvent, ils influencent l'estomac, aussi le moral ; le caractère est fort
irritable, comme une âme en peine on a des cha-
grins ! Si je pouvais pleurer ! ! ! On a des inquié-
tudes. Ajoutons qu'il y a action du *nerf grand sympathique* sur les nerfs viscéraux.

Selon les fonctions auxquelles président les nerfs
malades, l'irritation se produit par des symptômes
divers, quelquefois les nerfs se crispent, il y a des
crampes violentes aux jambes ; dans l'estomac, les
aliments remontent, ailleurs c'est le rectum ou la
vessie qui sont affectés. La douleur n'est pas essentiellement liée à la goutte, elle suppose dans les
parties affectées la présence de cet ordre particulier
qu'on appelle *nerf du sentiment* ou sensitifs, admettons l'absence des nerfs dans les articulations et la
douleur n'aura pas lieu.

La *contractilité* et l'*élasticité* dépendent de l'état
physique des nerfs.

Le *spasme* est le paroxysme de l'irritation nerveuse qui s'est localisée.

Les resserrements spasmodiques ressemblent
tellement à la crampe, qu'on pourrait les attribuer
à la même cause.

L'urèthre pourra être attaqué d'affection spasmodique si l'urine séjourne trop longtemps dans la

vessie, ce spasme se dissipe par une titillation des parties génitales, pareille à celle par laquelle finit la crampe, c'est pourquoi dans ce cas on pourrait supposer une rétention d'urine, mais en marchant et en attendant quelques instants, ça se dissipe. Le spasme est une contraction des muscles qui n'obéissent plus à la volonté.

La goutte en changeant de siége change aussi de dénomination, bien qu'assurément elle ne puisse changer de nom. Dans le poumon, on l'appelle une *pneumonie chronique*; dans le foie, c'est une *hépatite interstitielle* ou *hypertrophie*; à la tête, elle prend le nom de *gravedo*; dans les muscles du cou, *torticolis*; dans les muscles pectoraux, *pleurodynie*; si elle affecte la légion lombaire, *lumbago*; mais dans les muscles dorsaux, ce n'est plus la goutte, c'est le *rhumatisme*; au pli des hanches est la *sciatique*, embarras des voies digestives *viscéralgiyue*.

La période de *sub-très-aiguë* progresse vers la maturité par gonflement comme une graine en germination.

Il n'est pas même possible de tracer tout à fait nettement les limites qui séparent le contenu et le composé compliqué des produits goutteux.

Tout travail phlegmasique engendre la formation de productions variables, et tous les phénomènes et crises ont les mêmes sensations internes, mettant en jeu un organe particulier, quoique tout l'ensemble des organes y concourt.

Une loi inattaquable, c'est que les maladies

comme la thérapeutique sont soumises à des influences diverses suivant l'être lui-même, l'âge, le sexe, le tempérament et les vices particuliers, dont il faut tenir compte.

Les mauvais agents médicaux ne se greffent pas sur l'homme, ils décèlent une gangrène organique comme les pustules du sang ; il y a aussi dans les fausses routes de traitement, rébellion de l'organisme et redoublement de la maladie, ils engendrent une série de processus formatifs qui portent incontestablement tous, en eux, un caractère *actif*, *productif*, *irritatif*, jusqu'à l'hétérologie et la malignité.

Des gens pressés de guérir se sont adressés exclusivement à l'hermodacte, au camphre, tannin, sels de saturne, etc., qui suppriment l'exsudat goutteux.

Entre deux maux inévitables, choisis le moindre.

Toutes les questions sérieuses ont leurs pessimistes et leurs optimistes, voyant leur situation à travers leur opposition, c'est une *balançoire* de conflits et d'opinions.

Suivant Hunter, Laennec et Beau, l'hypertrophie du cœur, en particulier, est une lésion providentielle employée par la nature pour lutter entre la résistance apportée à l'obstacle au cours du sang. Elle a pour résultat d'assurer pour un certain temps l'exercice d'une fonction essentielle à la conservation de la vie.

Est-ce du cœur que part l'impulsion morbide qui entraînera bientôt tout l'organisme dans son évolution? Ou bien est-ce dans toutes les parties du système nerveux, qu'il faut en chercher la cause? Ou bien encore le cœur est-il affecté par une coïncidence se rattachant à un principe franchement inflammatoire?

Comme la plupart des humeurs secrétées, la production goutteuse ne remplit son rôle dans l'économie, qu'après s'être mélangée successivement à une ou à plusieurs autres secrétions, et ce n'est qu'en changeant de nature chimique ou moléculaire, que ses principes immédiats caractéristiques accomplissent les phénomènes relatifs à leur rôle.

Plus la nature des produits goutteux a de spécificité, plus elle renferme d'éléments de substances particulières donnant des résidus de notre propre corps, venant des os, des muscles, des tissus en régénération.

L'abondance d'un flux, est proportionnelle à la richesse de la source dont il provient, les collections séreuses ne peuvent disparaître qu'à la condition de supprimer les causes.

Un individu a, à une certaine époque, une attaque de goutte, quelques mois plus tard, il en a une seconde, puis une troisième, etc., ; chacune de ces attaques n'est pas une maladie nouvelle, c'est une nouvelle manifestation de la même maladie, dont la cause, pour être demeurée silencieuse pendant un laps de temps, n'existe pas moins dans l'économie, n'ayant jamais été complétement épuisée parce que trop souvent on a cessé un traitement sous les apparences d'une éphémère amélioration.

Un fragment de produit goutteux peut, par la division, fournir autant de particules ou d'échantillons de même nature. Dans la goutte, la dyscrasie goutteuse n'est pas permanente, les foyers d'infection eux-mêmes paraissent ou disparaissent suivant la quantité de matériaux virulents qui sont mis en liberté. Alors toute nouvelle irritation, qu'elle soit locale ou générale, en activera le développement.

CONSERVATION DE LA GOUTTE.

Tout le monde a entendu parler des remèdes dits de *bonnes femmes*, et beaucoup de gens, soit fausse éducation, soit faiblesse, soit indifférence, soit stupidité de leur jugement, se passionnent pour le merveilleux d'opinions préconçues, d'idées, formées à *priori*, sans étudier les causes organiques des malades.

Très souvent l'adage *si ça ne fait pas de bien, ça ne peut faire mal*, sert d'encouragement et de consolation préventive à ceux à qui en effet cela ne fait ni bien ni mal. Cependant il faut se défier de cette innocuité, parfois, le prétendu remède empire le mal qu'on voulait guérir.

Quand on indique à quelqu'un qui souffre de migrations persistantes de se nouer une corde à boyau autour du corps, ou bien quand, pour soulager un blessé dont la plaie est irritée, on lui conseille une décoction d'herbe à chat ;

Que pour diminuer les douleurs d'une femme en couches, rien ne soit tel que d'allumer une chandelle des quatre; sans honte, on a adapté la vertu des excréments à certains maux, parce qu'on cite que M. de Buffon a écrit quelque part : l'*homme naît entre l'urine et les matières fécales*. On peut sous-entendre que c'est en déprimant l'organisme avec des agents évacuants qu'on peut espérer obtenir la sélection de la goutte en excitant ce phénomène physico-chimique.

Les remèdes de bonnes femmes ou des bergers font perdre un temps précieux, et sont dangereux.

Docteur malgré moi, mon médecin ayant usé tous les moyens thérapeutiques, m'avait conseillé franchement de me tirer de la goutte par moi-même comme je l'entendais.

Muni de moyens de comparaison, je le pus avec d'autant plus de latitude que j'avais dès le début pris des consultations sitôt que j'avais eu la première manifestation au pied qui m'enrôlait dans le corps des rhumatisants. Mon noviciat a été un temps d'épreuves et d'aveugle routine, comme tout apprenti inexpérimenté qui s'appuie d'autorités étrangères.

A quoi ont abouti les diverses consultations, les opinions, les ordonnances que j'ai suivies en conscience comme quelqu'un qui veut guérir? A rien, on m'avait infligé de la médecine d'observation pour la *conservation de ma goutte*.

J'ai passé de tous les spécifiques à toutes les drogues réputées antigoutteuses, même j'ai suivi la *doctrine des apôtres du camphre*.

Ainsi les pilules ou liqueurs et baumes en vogue, comme on voit surgir à chaque époque, mais qui ne survivent pas aux épreuves du temps.

Or, s'il faut en croire la sagesse des nations, qui a formulé et vulgarisé tant de vérités, on se conserve rhumatisant-goutteux, si on ne peut modifier l'organisme de deux manières : en lui ajoutant directement des propriétés médicamenteuses, en lui soustrayant indirectement des propriétés morbides.

LE JOUR ET LA NUIT, DE LA PLUIE ET DU BEAU TEMPS.

Tous les aliments doivent être donnés pendant le jour, et l'on doit être réservé sur l'usage des liquides pendant la nuit. D'après cette loi de la nature, nous devons nous conformer à l'évolution diurne dans l'état de santé aussi bien que dans l'état de maladie, et ne pas charger notre estomac la nuit. Reconnaissant que l'embarras de l'appareil vasculaire et sécrétoire du système digestif fournit une explication fertile sur le développement de la goutte, c'est presque invariablement de 2 à 3 heures du matin que le tocsin de la fièvre rhumatismale suspend la loi de la vitalité, terrible révolte caractérisée par une irritation nerveuse plus ou moins inflammatoire ; on se trouve surpris par une inquiétude et réveillé par la crise d'un foyer perturbateur.

C'est à minuit et dans le repos qu'il se produit le moins de chaleur. La température coïncide avec les digestions, en suivant le mouvement de l'échange nutritif, et c'est vers 3 heures du matin que la fièvre goutteuse se manifeste, alors que le repos est complet.

La glace n'est que de l'eau dont les molécules sont réduites à des mouvements de petite étendue, de même la vapeur est encore de l'eau dont les molécules se trouvent dans un état de mouvement plus développé.

L'air chaud attire vers la peau et dissipe par une transpiration abondante les humeurs.

L'air froid ou humide, fermant l'exutoire puissant cutané, concentre au dedans du corps les matières crues qui, n'ayant pas d'issue, obstruent les glandes sécrétantes.

Il ne serait pas sage de s'atterrer dans la routine et les préjugés ; nous ne pouvons pas changer les quatre saisons qui nous régissent, auxquelles nous sommes habitués.

Entre un militaire qui contracte un rhumatisme en bivaquant sur la terre humide et celui qui contracte ses douleurs au coin du feu, il y a une différence. C'est pourquoi, lorsqu'une indisposition se prolonge, il faut s'enquérir s'il n'est pas survenu une disposition intime nouvelle par tel ou tel ordre de produits hétérologues.

Les lieux élevés sont plus sains que les lieux bas.
Certains gaz pernicieux flottent dans l'air ; leurs
particules agissent sur le système nerveux, suivant
une disposition générale faible, on est indisposé.
Alors on sera porté à croire que la fièvre ou la douleur se déclarent sous l'influence d'un coup de soleil,
d'un coup de vent frais, d'une ondée de pluie, d'une
transition brusque du chaud ou du froid ou *vice
versa ;* ainsi, ces suppositions sont simples, mais pas
du tout concluantes sans réserves.

ÉQUILIBRE DES AGES.

C'est une loi invariable que toute créature qui
aura des convoitises exagérées, précipitera son droit
exotique ; c'est dire qu'en irritant une partie, on
augmentera une somme de vitalité en diminuant
celle des autres.

Un excès, poussé trop loin, peut rompre l'équilibre et porter hors des limites de l'état normal une
inégale répartition des forces d'où résultera des
irritations maladives.

1° Dans la jeunesse, les congestions aboutissent
souvent à des effusions sanguines vers l'extérieur
du corps qui préservent des inflammations.

2° Vers l'âge du retour, la disposition aux hémorrhagies ayant disparu à quelques exceptions
près, les congestions se convertissent en phlegmasies.

L'influence des âges s'exerce sur différentes parties du corps, suivant les forces qu'elles tiennent des principes de la vie ; la répartition physiologique est la tête dans l'enfance joufflue, la poitrine dans l'âge moyen et l'abdomen s'il y a des dispositions à l'obésité à l'âge décroissant.

Ceci nous explique comment les congestions peuvent se changer en goutte, en gravelle, etc.

Chez les jeunes gens, le rhumatisme affectera la tête, la gorge et la poitrine ; chez les hommes plus accomplis, les intestins, les hypochondres, les reins et la vessie.

Enfin, l'irritabilité diminuant avec la vie, suit la division historique résultant du temps marqué aux fonctions.

L'ensemble saillant des périodes fluxueuses de l'échelle de la vie est de trois degrés : l'accroissement, l'état, le déclin.

L'enfance étendue jusqu'à la puberté, l'adolescence de vingt à vingt-cinq ans.

La jeunesse qui brille sur le visage de vingt-cinq à trente-cinq ans.

L'âge viril qui dure jusqu'à quarante et quarante-cinq ans.

Enfin la vieillesse ou la caducité.

Toutes nos fonctions présentent une inégale répartition des forces ; s'il en était autrement, nous ne serions pas mortels.

L'établissement de la double circulation à sang rouge et à sang noir détermine un ébranlement général dans l'économie, le développement des

ovaires chez la femme et celui des testicules chez
l'homme ont leur influence sur tout l'organisme.

La goutte, si rare chez la femme, est très-com-
mune chez les hommes ; cependant, il peut arriver
qu'après une ménopause, la femme qui prend alors
quelquefois certains caractères extérieurs du mâle,
présente les manifestations goutteuses.

Les altérations les plus obscures qui font le
tourment de ceux qui cherchent la pierre philosophale, sont les dartres, l'hystérie, la goutte, les inflammations couenneuses, les tubercules, les squir-
rhes, les concrétions et les épanchements de sérosité.

ÉQUILIBRE DES MILIEUX.

Ch. Robin (notion du *milieu intérieur*) :
« Il est impossible de concevoir un être organisé
vivant sans un milieu dans lequel il puise et rejette;
l'un est l'agent, l'autre fournit les conditions d'activité. L'agent, à son tour, se subdivise en plusieurs ordres de parties aussi indispensables les
uns que les autres : d'une part, les *solides* qui agissent et de l'autre les *hnmeurs* qui maintiennent ceux-
ci en état d'agir, qui sont les conditions d'action
qui jouent, par rapport aux solides, le rôle que le
milieu extérieur joue par rapport à l'organisme total
et enfin par lesquelles s'établit la liaison entre l'extérieur et l'intérieur, entre le milieu général et
l'être organisé. Que le milieu général disparaisse ou
s'altère, l'agent cesse d'agir ; que s'altèrent les

humeurs (*ce milieu de l'intérieur*), et tout cesse dans les solides aussi bien que si l'agent disparaissait, aussi bien que si ces derniers étaient détruits.

« L'importance de la notion de milieu s'apprécie entre le milieu ambiant et les éléments anatomiques, agents essentiels des actes d'ordre organique. »

L'organisme se répare dans les ressources du milieu qu'il possède. Or, il a besoin de toutes ses forces pour lutter contre des forces à productions morbides qui lui sont contraires.

Habitants de la terre, où serions-nous si cette planète n'était dans un milieu ; ce qui nous importe le plus de nous souvenir, c'est que nous sommes nés dans un milieu.

Etre vivant et milieu sont deux choses inséparables.

Tous les actes, tous les corps célestes, tous les globes, etc., sont manifestement plus denses que le milieu dans lequel ils existent.

Toutes les fonctions de la plus belle moitié du genre humain sont pour ainsi dire sous la dépendance de l'organe par lequel la femme est ce qu'elle est ; chez elle le rhumatisme apparaît quand disparait la menstruation, que leur milieu dans lequel flotte les mondes ne s'immerge plus ; qu'aucune pression ne s'exerce : elles ont leurs nerfs. Tel est l'harmonie dans le mouvement que : femme, matrice, santé ou maladie, cela ne fait qu'un et dépend de troubles circulatoires.

D'après Sénèque, cet ancien : les hommes sont

plus généralement atteints que les femmes de la goutte.

Les filles et les dames irrégulièrement menstruées sont aussi sujettes à cette affection.

Il n'est pas douteux que l'action des gaz qui se forment dans notre milieu interne ait une grande influence sur les productions morbides. C'est le phénomène qui consiste en une absorption d'*oxygène* et un dégagement d'*acide carbonique*, faculté générale propre à toute cellule organisée et appartenant à tout ce qui vit.

La liquéfaction des corps et la purification de l'air est due à l'oxygène, et c'est l'acide carbonique qui vicie l'air et a des effets asphyxiants.

Tu es poussière et tu retourneras poussière.

Tout prouve que nous sommes faits pour les milieux dans lesquels nous avons été formés. L'être organisé représente d'une part l'action terrestre fournissant les matériaux les plus compacts ; d'autre part, l'action solaire d'où émanent les parties éthérées unies par le mouvement donnant lieu aux combinaisons qui fournissent la vie, et l'*équilibre* est l'état de repos sous l'influence de forces qui, se contre-balançant, cessent tout mouvement.

L'être animé n'est, à tout considérer, qu'un végétal ambulant disposé pour des fonctions plus étendues, plus complètes ; l'un et l'autre supportant des altérations sensibles dans leur existence par des exhalaisons miasmatiques ou malsaines auxquels ils sont exposés. Il existe des poisons gazeux aussi légers et aussi invisibles que l'air que nous respirons, c'est par la voie des poumons qu'ils s'introduisent dans notre milieu. Les maladies contagieuses pénètrent par la peau vers l'intérieur pour se jeter sur un viscère sain jusqu'alors.

L'homme peut recevoir des animaux inférieurs et leur communiquer certaines maladies comme la rage, la variole, la morve; l'homme est infesté de parasites internes causant quelquefois des effets funestes, et est tourmenté par des parasites externes comme d'autres animaux; il est soumis à cette loi mystérieuse de la gestation, ainsi qu'à la durée de certaines maladies et de leur maturation.

L'harmonie normale d'un être organisé réside dans la parfaite rectitude de ses organes, d'où résulte la concordance des mouvements organiques avec les mouvements de tous les corps qui l'environnent. Aussi, tout être organisé est en communication constante avec le milieu ambiant dans lequel il a été constitué et qui l'anime.

En raison de leurs facultés et de leur exercice, les milieux n'existent que sous condition de réciprocité par équation dans les manifestations de leurs forces.

La vie qui toujours est apportée du dehors au foyer de concentration qui est l'être organisé, la vie pour se manifester a ses lois absolues.

Donc nous avons des milieux déterminés d'où dépendent la santé, la maladie et la durée de la vie. De même il est dangereux d'introduire dans les milieux des modificateurs médicaux témérairement pour en troubler l'harmonie.

Les mêmes procédés curatifs guérissent et cicatrisent les maladies et les blessures de l'espèce humaine et des animaux.

Pour le rhumatisme, la goutte et la gravelle, on doit diriger simultanément une médication contre les manifestations internes et externes, s'adressant sinon à l'élément essentiel et au principe de la lésion, s'ils ne peuvent être saisissables, du moins aux causes qui amènent ou favorisent ces affections.

ÉQULIBRE DE LA GOUTTE.

Envisageant froidement et d'une manière impartiale l'équilibre goutteux qui influence le mouvement vital en le frappant dans son activité d'une sorte de paralysie ; il est permis de croire qu'il existe une *vascularité inflammatoire* qui change les rapports normaux de l'organisme dans ses relations entre les différents vaisseaux sanguins et lymphatiques.

Et d'abord, exposons en peu de mots l'équilibre du phénomène goutteux, tel que l'observation permet de le constater. Comme un fil électrique, il transmet la douleur d'un point à un autre, touché par une application irritante et coïncidante, il se déplace des organes intérieurs aux membres externes et *vice versa*.

La douleur est perçue par le cerveau, n'importe

sur quelle partie, elle présente son aiguillon d'inflammation, soit aux pieds, soit aux mains, soit à la poitrine, etc. C'est un niveau instructif par ses degrés ; elle fait le même office que le mercure d'un baromètre, se rapétissant ou s'allongeant par une augmentation dans tous les sens, qu'éprouvent sans changer tous les corps qui sont soumis à l'action de la chaleur.

Chaque affection a sa cause, sa spécificité toujours la même et se traduisant par des effets constants ; ceux de la goutte, du rhumatisme et de la gravelle s'éparpillent çà et là comme une dispersion de graines, les tissus en sont atteints et modifiés profondément.

1° Dans la goutte primitive, la partie menacée est dans son état normal ; elle jouit quand le stimulus morbide vient à l'atteindre de toute sa sensibilité et de toute sa force de réaction.

2° Lorsque la goutte secondaire se forme, toutes les parties, tous les tissus sont déjà dans un état morbide qui a modifié leur susceptibilité ; ils sont malades d'une certaine manière, et il n'est pas très-risqué d'avancer que les vaisseaux capillaires, eux surtout qui vont être le siége de l'inflammation, ont avec l'appareil des grands vaisseaux, siége spécial de la fièvre goutteuse, des rapports très-étroits et participant déjà à la maladie plus qu'aucune autre partie.

3° Au dernier degré, les éléments de la maladie se généralisent sous trois ordres qui peuvent se grouper : affection du *cœur, phlegmasie, hydro-pisie.*

Les parties saines et les parties affectées indiquent une opposition, c'est l'acte par lequel deux corps en fusion par un contact tendent à opérer, chacun à son profit particulier, leur mutuelle absorption.

L'équilibre de l'état goutteux présente une succession de formes en rapport avec le temps de son apparition, avec l'âge de la maladie, puis encore l'influence du siége particulier sur lequel elle se développe, du tempérament du malade, des affections concomitantes et des traitements déjà suivis.

NERFS, NÉVRALGIES.

Des opinions les plus variées ont été émises au sujet de la sensibilité et de la contraction musculaire, des phénomènes intimes qui les constituent et qui se passent au sein de chaque fibre musculaire. On a expérimenté les mouvements provoqués par différents agents thérapeutiques, la forme et les variations sous diverses influences, le transport à travers les nerfs de ces agents qui provoquent ou anéantissent l'activité des muscles. On a demandé à l'expérimentation si le système nerveux représente la véritable unité dans le corps humain?

On n'est pas autorisé de prétendre que les nerfs soient les seules parties de l'organisme susceptibles d'irritation ; les manifestations de l'irritation se produisent de la même manière dans les parties riches en nerfs que dans celles qui en sont privées.

Le système nerveux, si on le considère dans ses rapports avec le mouvement, est représenté comme un organe extérieur recevant les sensations ; un filament tubulaire très-mince les porte à une cellule propre à commander les mouvements, communique à l'aide d'un nouveau filament avec l'appareil contractile qui doit les exécuter ; enfin, entre la cellule motrice un tube nerveux sert de trait d'union. Telle est, réduite à sa simple expression, l'idée générale de la communication nerveuse.

Toutes les lois qui régissent les fonctions des nerfs ne peuvent être saisies; ce qui est le plus positif dans la goutte, ce sont certains caractères qui lui semblent plus constants que les autres, l'influence des nerfs sur le mouvement des muscles, le *cœur* intermédiaire de l'*encéphale* et des articulations.

Les effets des agents chimiques fatiguent l'action des muscles, arrêtent la circulation du sang à l'intérieur ou l'excite irrégulièrement.

Une forte excitation d'un nerf produit immédiatement son relâchement. Une deuxième excitation produit un tétanos incomplet. Une troisième excitation donne un tétanos presque absolu qui s'étend dans tous les membres, influence le cerveau et par action réflexe jusqu'à la moelle épinière ; l'agent excitant est usé et il faut trouver d'autres influences si vous n'avez obtenu aucune amélioration.

Il suffit généralement de modifier quelques circonstances extérieures comme la température ambiante, de changer la rapidité du cours du sang, d'introduire dans la circulation une substance toxique, pour que l'acte musculaire perde ses caractères normaux.

L'élasticité est la condition normale naturelle des nerfs. Il y a lésion lorsqu'ils ne peuvent reprendre leur état primitif et lorsque le repos ne fait pas revenir à leur amplitude les actions nerveuses.

Les efforts des plus habiles physiologistes ont échoué devant la difficulté de définir la vie. *La vie est un corps simple,* nous n'avons qu'une vie.

Généralement on admet que le siége de la vie est dans les centres sensibles ou nerveux.

Il y a deux centres nerveux bien distincts anatomiquement et physiologiquement, celui de la vie intérieure, organique ou viscérale, et celui de la vie extérieure, de relation ou cérébrale.

La vie extérieure est suspendue pendant le sommeil, tandis que la vie organique s'exerce quand nous dormons, nous digérons, nous sécrétons.

La vie intérieure, organique ou viscérale a pour objet l'entretien de tous les organes dans des conditions indispensables à leur exercice. Elle émane d'un centre nerveux complexe, connu sous la dénomination de système ganglionnaire, de nerf sympathique ou splanchnique. Donc il n'est pas étonnant que les traitements propres à combattre les maladies soient entravés par des accidents nerveux.

La vie extérieure, de relation ou cérébrale met en rapport l'individu avec tout ce qui l'entoure.

L'état constant d'agitation sociale favorise le développement des affections nerveuses, et là les deux vies n'en font plus qu'une qui résulte de l'irrégularité des fonctions des centres sensibles.

La vie extérieure et la vie intérieure, quoique séparées en apparence, sont, au fond, intimement liées. Non-seulement l'une dépend de l'autre, mais elles constituent en quelque sorte le pivot sur lequel tournent les causes sympathiques et les causes antipathiques.

La *goutte* étant un fait vital, la vie peut seule l'émettre, ce qui est évident c'est que beaucoup d'hygiène n'en garantit pas.

La *sciatique* est une douleur à la hanche, qui part de la cuisse et se propage sur le bord péronier de la jambe jusqu'à la plante des pieds.

Le nerf sciatique n'est pas accessible aux instruments, ni aux injections ; il en est ainsi des viscères compris entre l'estomac et le rectum, parce qu'ils sont protégés par l'épaisseur de différents organes et dans un centre qu'ils animent et dont nous n'avons pas conscience.

Quand un nerf subit une excitation, il éprouve une modification dont le résultat final est la division du noyau, et dans le grand trou sciatique comme dans tous les tissus servant à des fonctions importantes, il peut se former trois ou quatre noyaux.

La *névralgie* est une innervation qui se manifeste

à des intervalles plus ou moins éloignés, par accès dont la durée n'est pas limitée, et par conséquent n'est pas une altération organique consécutive. Elle établit son siége sur le trajet d'un nerf et est caractérisée par des douleurs lancinantes.

L'électricité est une irritation mécanique brusque qui ne ressemble en rien aux mouvements durables et gradués que provoque la volonté.

Par des agents chimiques on peut transporter à travers les nerfs moteurs une excitabilité aux muscles.

Le sel marin produit une excitation prolongée de la substance nerveuse.

Les solutions d'acides forts et de certains sels métalliques amènent le dessèchement ou la mort d'un nerf sans exciter de mouvement de muscles.

L'excès de bile est un excitant chimique des nerfs qu'elle aigrit.

Il y a des irritations nerveuses par divers produits morbides de différentes affections; celles particulières aux goutteux sont les sédiments graveleux ou d'acide urique.

Les *douleurs* du rhumatisme goutteux sont sympathiques, elles sont sous l'impression de phénomènes morbides qui ne sont pas toujours les mêmes, c'est la causalité du gonflement qui occasionne la douleur.

Lorsque le cœur est affecté, tous les organes anatomiquement gémissent à l'occasion de la douleur d'un seul.

L'*insomnie* est une excitation nerveuse.

Dans la *céphalite* tantôt la tête est lourde, fatiguée, comme pleine outre mesure, tantôt elle semble vide.

La *sensibilité* vient directement des racines postérieures des nerfs de la moelle épinière.

Le *mouvement* vient directement des racines antérieures de la moelle épinière.

Le *nerf grand sympathique* complète le système nerveux de l'être humain. A l'exception de tous les autres nerfs, qui sont par paires, le grand sympathique naît seul sur plusieurs points de la moelle épinière, marche seul, ne reçoit aucun filet des autres nerfs et leur envoie, au contraire, de nombreux rameaux. Lorsque le grand sympathique est malade tous les autres nerfs du corps souffrent.

La *douleur* est la sentinelle avancée de la nature qui nous avertit qu'un ennemi menace notre conservation. Il est trop de gens qu'une douleur telle que ferait une piqûre de frelon, engourdit leur pensée, même aliène leur esprit.

Claude Bernard a admis que la pensée était une sécrétion de la matière.

D'une nature plus délicate que celle de l'homme, chez la femme, on rencontre plus de patience, plus de résignation dans la douleur morale ; elle montre plus de ténacité dans ses affections.

Le siége de la douleur morale est au cerveau, c'est une mélancolie causée par la perte de personnes intimes ou de choses qui nous sont sensibles, projets avortés, spéculations déçues.

La douleur physique est toujours le résultat d'une lésion matérielle quelconque.

INFLAMMATION, PHLEGMASIE.

Fièvres, inflammations, phlegmasies, goutte sont de pures abstractions, indispensables et sans lesquelles il n'y a pas de science des maladies possibles.

Dans la nature, il n'y a que des fièvres et des inflammations.

Donc, par soi-même, la fièvre, l'inflammation n'indiquent rien en thérapeutique. C'est telle ou telle fièvre, telle ou telle phlegmasie qui indique ou contre-indique la médication.

Lorsque la fluxion ou la phlegmasie sont le produit, la manifestation d'une cause générale interne qui n'est pas éliminée de l'économie par là localisation inflammatoire qui en est l'effet, une médication brusque et abortive est pernicieuse, les baumes, les toniques, les astringents seront une cause de permanence et de retour par réaction fâcheuse. Le rhumatisme goutteux poursuit sa marche jusqu'au bout, c'est une affection inflammatoire produite ou entretenue par des déterminations anatomiques, reconnaissant pour cause un principe qui s'épuisera de lui-même sous l'explosion d'une pléthore par quantité ou par qualité du sang.

C'est à la *spécificité* de l'inflammation que se rapportent la durée, la gravité et le danger des pyrexies, bien plus qu'à la nature du tissu qui est le siége de la phlegmasie.

Passé 40 ans on se gardera bien de pratiquer les émissions sanguines, comme les symptômes fébriles et le concours des quatre caractères : *chaleur, rougeur, douleur, gonflement*, existant pourraient porter à les prescrire. Sérieusement, que peuvent les vésicatoires, les remèdes externes pour amollir, résoudre, fortifier, calmer un membre atteint d'accès de goutte, qui n'est que l'écho qui répète un bruit, une plainte externe ; il y a probablement quelque chose comme la couenne du sang, des épaississements de l'endocarde, les épanchements du péricarde, excès d'acide urique, amas de sels calcaires, des gaz, etc. Tout cela ce sont des transformations plastiques variées de l'inflammation, la fièvre qui survient est souvent sans efficacité pour favoriser et délivrer un membre, un organe de ces sels, de ces acides qui sont des éléments normaux de l'urine et de l'organisme.

Quels que soient les moyens à sa portée, il est urgent de contre-balancer cette force d'expansion, en s'opposant au séjour prolongé du sang ou des aliments dans les parties fluxionnées.

Dans la goutte, on peut supposer que soixante-quinze pour cent des malades ont, sans s'en douter,

une cause indirecte de non suppuration ou de résolution externe, ce sont soit des tubercules à
peine visibles, soit des granulations, des épithé-
liums, des rétrécissements, des embolies, etc., qui
effectuent un suintement interne.

Les nerfs sont destinés à transmettre l'irritation
des organes des uns aux autres, on conçoit par cela
que le cœur doit participer à toutes celles qui se
développent dans l'économie. Toutes les inflammations réveillent l'activité du cœur, le forcent de précipiter ses contractions, d'accélérer beaucoup le
mouvement du sang, ce qui augmente la chaleur
de toutes les parties, il participe donc à l'irritation
du poumon, de la plèvre, du péritoine et des muscles. Dans les cas où le cœur est enflammé par des
causes de phlegmasie, l'afflux du sang y produira
une tuméfaction analogue à celle du pénis ou des
corps caverneux du clitoris. Il suffit d'une irritation portée à l'extrémité d'un canal tel que l'intestin
grêle pour que tout le reste du canal soit irrité.

La goutte se rapporte donc à des irritations
réellement *actives d'un tissu* ou à une sorte d'*érecti-
lité*, l'organe qui en est affecté subit rapidement
une augmentation de volume, à cet état succède
une détention, d'où résulte une accumulation de
matières qui irritent la partie qui en est le siége,
comme le fait le pus aux parois d'un abcès.

Or, ce qui appelle le sang dans un membre c'est
l'irritation, et comme le sang ne se meut pas par
lui-même, mais se rend constamment où l'irrita-

tion l'appelle, ces faits prouvent que la congestion goutteuse d'une façon lente et progressive peut devenir permanente.

L'irritation précède l'inflammation, il peut s'écouler des années avant qu'une tumeur *fibro-calcaire* ait atteint une grosseur maximum gênante. Il y a des augmentations et diminutions aiguës de volume des tumeurs.

Les humeurs sont engendrées par les tissus irrités ou enflammés, elles ne conservent point, quand elles sont rentrées dans le sang, les caractères qu'elles avaient dans la partie qui les produisait; aussitôt résorbées, elles sont décomposées et éliminées, alors il est chimérique de se les figurer voyageant dans le sang qui est renfermé dans une foule de tuyaux étroits.

La doctrine *humorale* conclut à une altération du sang, toutes les fois que plusieurs organes étant affectés simultanément, l'on ne peut démontrer que l'affection dépende de l'hypertrophie du cœur ou des faisceaux musculaires atrophiés.

Je rappellerai qu'il faut empêcher qu'un foyer d'irritation s'invétère et devienne chronique, l'irritation qui persiste dans les tissus y appelle la lymphe, qui les endurcit, une inflammation secondaire s'y développe après une longue durée, y produit soit une pleurésie, soit une tumeur.

L'ulcération et la suppuration succèdent rarement à la tumeur, bien que l'on ait observé quelques cas d'infiltration. Mais en somme la substance de la tumeur manifeste peu de tendance à la suppuration libre.

La phlegmasie goutteuse rhumatismale attire le sang dans les vaisseaux capillaires, elle ne suit pas une route ordinaire pour parvenir à la résolution naturelle, mais elle continue avec des variations symptomatiques. Généralement ses mouvements de composition et de décomposition sont des actes de chimie ; qu'ils soient aigus, qu'ils soient chroniques, ils n'en sont pas moins des actes de chimie organique et de chimie morte.

Les actions chimiques qui se passent dans l'organisme sont la production du calorique animal que la quantité de chaleur dégagée croît et décroît suivant l'intensité et la nature de ces actions.

Le rhumatisme goutteux n'est pas plus le maître des objets dont la nature se sert pour les produire dans ses organes que celui qui a le diabète sucré, de l'ictère, de l'albuminurie, etc., sans que cependant on puisse déterminer les causes productrices.

Dans les périodes graves, quand nagent, mêlés aux matières fécales, des débris de chairs réduites en bouillie, cette espèce de bavure de viande indique invariablement la gangrène intestinale.

Quelquefois, après les inflammations du tube digestif, se forme de l'*œdème*, espèce de flux formant eau comme une brûlure ou des gaz, ce qui indique une résolution de sérum de la lymphe ou effet curateur de la nature qui se débarrasse.

Les accidents nerveux coïncident souvent avec

une diminution des urines, d'où formation d'*acide urique* qui enflamme les organes où il se pose.

Cependant dans la goutte les symptômes d'irritation et d'inflammation sont fréquemment consécutifs, sans qu'on y trouve, dans la période ultime du processus inflammatoire, trace de pus dans les cas parfaitement légitimes.

Lorsqu'un élément morbifique est introduit dans l'économie, lorsqu'il circule avec le sang, il s'y comportera comme les principes divers qui, chaque jour, sont absorbés dans l'acte de la digestion, de l'absorption, de la respiration.

Il y a deux formes d'inflammations :

1° L'inflammation purement parenchymateuse, mobile, non suppurative de nature;

2° Celle fixe sécrétoire ou exsudative naturelle.

C'est lorsque la partie possède une grande quantité de vaisseaux superficiels, qu'elle fournit un exsudat dans lequel les liquides exhalés du sang sont versés à la surface, entraînant les produits spéciaux du liquide.

Mais s'il n'existe pas de vaisseaux, il n'y aura pas d'exsudat, tout le processus se limitera au tissu qui subira des modifications particulières, en rapport avec l'irritation qu'il éprouve.

La *constipation* habituelle ou la *diarrhée* dominent la thérapeutique ! ! !

Dans l'état de santé un bouchon pousse l'autre, il n'y a pas de vide.

Ainsi l'inflammation forme obstruction au bol

excrémentitiel, simulant ou déterminant un dessèchement qui cause la constipation.

La diarrhée débarrasse le sang des principes
excrémentitiels et des évacuations alvines.

La dysentérie chronique c'est le rhumatisme des
intestins par dilatation.

A maladie rebelle traitement persistant pouvant
se continuer. Il est certaines affections qui par
essence obligent à prolonger l'excitation médicamenteuse pour leur enlever de leurs substances
alibiles, parce qu'il y a endogenèse d'un principe
morbide diacritique sans matière, et que les aliments toniques et les agents astringents sont rarement applicables.

Si la tonicité musculaire vient à cesser, si le
constipé a un relâchement, les propriétés des tissus un instant opprimées et troublées reviendront
à l'état normal, et la curation s'accomplira par un
acte analogue à celui qui préside au retour de la
santé après une indigestion.

S'il s'est formé dans la cavité pleurale un épanchement de sérosité, il faudra tout tenter pour
éviter la paracentèse du thorax.

Dans les maladies dites inflammatoires, il est
impossible de formuler aucune règle générale de
thérapeutique, l'on doit être prêt à modifier la médication selon les indications de chaque cas en particulier.

Il y a des jalons pour diriger l'action des médi-
ments que l'expérience a sanctionnés depuis des

siècles, afin de déterminer l'espèce des maladies à spécifiques, mais le principe est basé sur l'empirisme, si le fait primordial est purement empirique, les conséquences appartiennent à l'initiative adroite du médecin intelligent sachant s'en servir à propos, connaissant la marche naturelle des phlegmasies goutteuses.

Que demande un malade? Qu'on l'aide à sortir d'un état dont la prolongation lui semble funeste. Vivre sans capacité, être à charge aux autres et n'être plus rien pour soi-même. Peut-il désirer la vie à ce prix?

Dans une fièvre aiguë, la maladie finit plus vite que l'organisme et il faut attendre que l'organisme accomplisse l'épuisement de l'élimination. Nous ne pouvons tuer la matière vivante par des doses thérapeutiques trop fortes.

Dans la fièvre hectique ou continue et rémittente avec sécheresse à la gorge, de chaleur à la peau et de faiblesse de pouls, l'organisme finit plus vite que la maladie, on ne peut compter sur une séparation par élimination, les forces du corps ne peuvent la dompter.

PRODUCTIONS MORBIFIQUES.

Les productions morbifiques, la spécificité et la contagion dominent toute la pathologie, toute la thérapeutique et toute la médecine. La différence d'intensité de la cause, la différence du mode de réaction, sont la source des innombrables différences des formes des maladies, cependant dans les maladies qui semblent se rapprocher le plus les unes des autres il y a des caractères spécifiques qui les distinguent autant que les diverses espèces de même famille naturelle végétale ou animale se distinguent entre elles ; d'où il résulte que l'histoire naturelle des maladies a de remarquables analogies avec l'histoire naturelle des animaux et des plantes ; si maintenant nous examinons les traitements il sera difficile d'en formuler un.

La connaissance des êtres vivants repose sur deux ordres d'études : celle de la structure matérielle, qui constitue l'anatomie, et celle des fonctions, qui constitue la physiologie, la maladie étant une manière d'être anormale des mêmes corps qui se traduisent en des modifications anatomiques et fonctionnelles.

Les manifestations d'une maladie peuvent être différentes bien que répondant toujours à la même cause, c'est que la semence morbifique restant la même, ses produits se modifiaient suivant le terrain dans lequel il était jeté.

Pour nous en tenir à ce qui doit nous occuper exclusivement, les phénomènes pathologiques de la goutte, c'est que l'inflammation se développe dans des parties dépourvues de vaisseaux comme ailleurs et n'est pas localisée dans les vaisseaux capillaires, et qu'il faut reconnaître que ce sont les éléments des tissus qui sont le point de départ des

phénomènes essentiels, et que les troubles circulatoires ne sont que des phénomènes secondaires ; qu'il
s'agisse d'une phlegmasie interne, les choses se passent de la même façon.

La goutte se montrant comme première manifestation sensible et occulte au gros orteil accuse un
état général grave, dont les autres manifestations
patentes ne se feront que plus tard en un temps
plus ou moins long et à des degrés divers d'intensité.

L'observation ne peut s'exercer que sur des faits
concrets, où plusieurs ordres d'actions sont simultanément en jeu. Il lui est souvent difficile d'assigner à chacune de ces actions son importance
réelle. Un produit quelconque de sécrétion irritante
peut donner lieu au développement d'une tumeur
de tissu connectif. Il s'ensuit que lors même que
le stimulant est un produit local, il peut être de
bonne nature. Par la stagnation un produit devient
morbifique.

Le premier effet d'une inflammation ou d'une
phlegmasie est de supprimer toute sécrétion locale.

Certaines affections et certains remèdes *prolifèrent*
ou *proligèrent*. On ne saurait dire avec précision les
circonstances de la vulnérabilité et de l'immunité
des individus, mais on sait qu'une substance particulière représentant un irritant pousse un tissu à
une prolifération quelconque. De même on voit
de nombreuses maladies, des régressions étendues
avec résorption se faire sans qu'il se développe des

dégénérescences, des pseudo-membranes, des métamorphoses, des augmentations progressives du volume d'un organe affecté d'induration, etc., à la suite d'un processus irritatif à marche inflammatoire.

Je ne signalerai les transformations qui se terminent par *résolution*, que comme mode le plus complet de guérison, mais celles qu'un irritant morbide consiste soit dans une intensité anormale d'une irritation locale, soit dans un état de débilité des endroits affectés. L'étude précise de ces états anatomo-pathologiques constitutionnels n'a pas encore fourni aucune donnée utile. Les *rigoristes* pratiquent la maxime de César. Rien n'est fait tant qu'il reste encore quelque chose à faire.

L'homme comme le Sisyphe de la fable traîne son rocher presque au sommet de la montagne pour le laisser de nouveau retomber jusqu'au fond; à peine un mieux se déclare-t-il qu'il abuse du retour de la santé.

L'action régulière de la nature est inconnue; le progrès légal de la goutte et ses transformations progressives, ce sont des choses douteuses non éprouvées, que le malade n'a jamais connues que par ses incommodités, et que l'espèce civilisée n'indique pas devoir pénétrer dans un bref temps.

Certains agents thérapeutiques laissent après eux des irritations ou des fausses membranes dans la tunique du canal digestif, à l'œsophage, à l'estomac et à l'intestin grêle ; nous dirons tout de suite, qu'ils ont leur nécessité utilitaire, employés dans la médication substitutive, mais leurs désordres sont très-limités et l'hypertrophie quelquefois qu'ils occasionnent n'est pas dangereuse.

Une solution de sulfate de soude séjournant dans l'intestin dans les conditions ordinaires produit l'afflux de quantité notable de liquides, d'où irritation puis inflammation.

La viande, le lait sont des aliments nécessaires pour entretenir la vie. En excès des matériaux azotés étant digérés et absorbés, leurs transformations dans le sang, dans nos organes peuvent être modifiées en donnant naissance à des produits insolubles, tels l'urate sodique, l'oxalate de chaux en quantité plus grande qu'ils ne peuvent être éliminés, alors se forment des productions plastiques au lieu de sécrétions effectuées.

Certains faits prouvent qu'il peut exister dans une grande étendue de membranes et de tissu connectif un état de vulnérabilité qui sous l'influence d'actions relativement légères engendre des éruptions multiples qui ont peloté comme une boule de neige. Il peut se produire des végétations dans tous les conduits possibles, dans les voies biliaires, au milieu du rein si elles deviennent confluentes, remonter vers le duodénum et vers l'estomac, perforer le tube digestif ou le gros intestin vers le cæcum. Au fond tout cela n'est que l'expression matérielle de faits graves et rares.

L'épanchement pleurétique se fait sentir entre le

rachis et l'omoplate, ou l'omoplate et la mamelle
par une douleur pongitive dans un des deux côtés
de la poitrine. Tout corps tend à décrire une ligne
droite, à moins qu'il ne rencontre quelque obstacle
qui l'en détourne. Tout corps qui tourne autour
d'un centre tend à s'en éloigner, parce que plus il
en est loin, plus la ligne qu'il décrit approche de la
ligne droite.

Toute matière étrangère à l'économie est irritante ; si elle est appliquée à une surface sécrétoire
elle en augmente la sécrétion, et la fait passer de
son état naturel à un autre, qui dans l'affection
goutteuse sera phlegmasique. La goutte partout
où elle se forme a une spécificité nuisible qu'il
faut faire disparaître et dont il faut empêcher la
reproduction pour préserver les tissus d'une mortification. Elle a un produit de constitution variable
suivant les circonstances dans lesqu'elles elle a une
élection.

En elle-même l'entité goutteuse est une entité
phlegmasique, non suppurative et irrésolutive à
l'extérieur, dont l'exsudat a une tendance à la génération d'éléments anatomiques leucocytes. Ce
sont des composés coagulables dits *substances organiques*, substances naturelles animales et végétales
de formation accidentelle et artificielle; ces germes
morbides tiennent la priorité par leur importance
matérielle et leurs propriétés. Ils sont morbides en
ce sens qu'ils troublent la nutrition et le développement des éléments anatomiques ambiants. La

suppuration n'a jamais lieu sous la seule influence de la phlegmasie goutteuse ; quoique l'on puisse provoquer la suppuration artificiellement sans débarras de l'affection, cependant on sait aujourd'hui que le pus n'existe pas d'avance tout formé, ni en tant que sérum, ni en tant que leucocytes. Enfin l'évacuation du pus est-elle autre chose que la conséquence même d'une inflammation suppurative persistante qui détruit petit à petit l'enveloppe cutanée. Ainsi la suppuration est un fait au moins inutile, et c'est dans tous les cas une cause d'épuisement sans épuration de l'affection. La goutte aiguë des synoviales articulaires, des bourses séreuses et la suppuration viscérale est en général grave et difficile à expliquer parce qu'elle se complique d'ostéomyélite sans existence d'ulcère.

La différence de *forme* ne constitue pas la différence de *fond*, de *type*, de *nature* ; c'est qu'il y a une cause généralisée et des phénomènes spontanés dans leur marche, leur développement et leur évolution imprévue par leur multiplicité. Quand une maladie a atteint un degré déterminé de composition compliquée, les fonctions de la vie prennent une nouvelle forme organisée. La stabilité de cet état produit la composition de l'affection relative à la *quantité* et à la *qualité*.

La qualité de la cause donne l'espèce, comme la graine que l'on sème reproduit une plante. La qualité a une part immense dans la forme et dans les effets. La quantité, c'est-à-dire le plus qui produit

la cause, a une influence sur l'intensité des effets,
mais elle ne peut les faire différents à leur nature
intime. Il en est de même de l'agent thérapeutique.
La qualité d'action du modificateur morbifique
détermine la nature de la maladie à la manière
dont il se comporte avec les tissus comme agent
physique et chimique.

La *quantité de l'agent* modificateur s'établit sur la
tolérance appliquée au corps de l'homme ; comme
il est de chimie morte, il sera soumis à l'accepta-
tion de la nature vivante, expectant l'effet produit ;
il n'y a ni dose, ni forme pharmaceutique, ni durée
de traitement qui donnent à coup sûr la guérison.

La *maladie commune* est un simple mode, une
maladie de mouvement vital.

On divise les maladies en *fécondes* et *stériles*. Les
fécondes ont une liqueur séminale ; les autres ne sont
pas susceptibles de propagation, elles restent individuelles et elles s'éteignent sur l'organisme sur
lequel elles se sont développées. Toute espèce *morbifique* est *spécifique*, par cela même qu'elle est
espèce. Les mots spécifiques dans ce langage remplacent les mots maladie essentielle. Telle est l'opinion du Dr A. Trousseau : constater dans une
maladie la présence de l'inflammation n'est nullement constater la nature de la maladie. Cette inflammation a sa qualité propre, sa spécificité, elle
se rapporte à une espèce morbide particulière et
cet élément spécifique domine l'élément inflammatoire ou commun. Toute cause morbifique qui

agit non pas seulement par sa quantité mais aussi par sa qualité, produit une maladie spécifique. Ce qui donne aux maladies spécifiques leurs caractères invariables, c'est non la quantité mais la qualité de la cause morbifique invariable elle-même dans sa nature sous l'influence de laquelle elles se sont développées.

La *prédisposition goutteuse* généralement est acquise de 40 à 45 ans ; avant cette époque il y a une capacité de résistance où le germe peut rester latent, tandis que plus tard il y a une aptitude spéciale de l'organisme à répondre à l'action du stimulus goutteux, sous des influences qui nous échappent, ayant un sens précis.

Fréquemment la fièvre est le seul signe qui nous permette de soupçonner la production morbide dans l'organisme ; or parmi les symptômes fébriles le *frisson* est sans contredit le plus important. Cette coïncidence étant établie, c'est donc une cause efficiente qui domine la disposition des corps organisés pour opérer les actions qui constituent la vie, c'est elle qui attire à son choix et retient près d'elle certaine quantité détachée de toutes les sécrétions pour les métamorphoser en phlegmasie goutteuse.

Alors comme une tumeur elle attend maturation pour se réduire ou se changer en un produit semblable, mais moins dissoluble. En tant que l'on veuille admettre une étiologie à ces productions (qui peuvent devenir tumeur par stagnation) on est certes aussi porté à reconnaître, comme point de départ des fausses membranes, un travail irritatif analogue à la formation du cal.

Si on établissait avec certitude un semblable point de départ de cette maladie on gagnerait aussi de cette manière une origine plus précise pour les indurations et les ossifications.

Dans la goutte il faut admettre un processus actif même irritatif déterminé par une substance effective ou un certain composé. La goutte n'est pas produite par une simple transformation chimique ou une filtration mécanique des éléments du sang, mais elle résulte essentiellement d'une activité anormale dans la nutrition et la multiplication des éléments anatomiques.

En somme, la production morbifique introduite directement en nature dans le sang par le fait de la phlébite nuit mécaniquement par ses composés insolubles.

Indépendamment de la goutte nous savons que cette affection est souvent accompagnée d'autres espèces d'inflammations. Le premier pas à faire est de s'assurer de la nature des phénomènes généraux et locaux, puis porter une grande attention à découvrir la cause dominante, dont il est indispensable que l'inconnuè redoutable qui règne dans cette affection soit nettement dégagée. Ces solutions profondes tiennent la clé de la circonspection à suivre par la thérapeutique dans tous les phénomènes cardinaux de l'inflammation franche ou à processus régressifs passifs en quelque sorte de l'organisme.

L'état métastatique n'est à considérer qu'autant qu'il fournira l'occasion de décrire ou de discuter une thérapeutique pour son influence curative, et quand on en a épuisé les expédients pacifiques, agir tel que le conseillait Arétée qui recommandait d'attaquer le mal non avec le feu, mais avec des médicaments semblables au feu.

La guérison c'est d'abord une idée ; en outre, c'est l'idée sous la forme la plus aimable : celle du rêve ! ! !

La nature seule ne dégénère pas.

La dégénérescence goutteuse, rhumatismale et graveleuse, est ce changement qu'éprouve un corps sous une puissance opposée aux lois naturelles. L'espèce humaine est un composé terrestre qui, ayant ses bonnes et ses mauvaises qualités, doit être considérée par rapport aux actions qui s'y passent sous l'influence des éléments qui contribuent à la former ou à la détruire, savoir : l'eau, le calorique, le froid, l'air atmosphérique, etc., etc., qui sont le milieu dans lequel elle vit et se meut.

Evidemment pour les maladies il y a une étude de terrain représentée par un individu dont la nutrition accentuera vers des formations calcaires, sablonneuses, argileuses, glaiseuses, siliceuses, marneuses, etc., etc.

Ces phénomènes remarquables sont niés par

ceux qui restent dans l'impossibilité de s'en rendre compte par l'observation.

1° L'organe frappé par une première dégénérescence, des éléments nouveaux se produisent accidentellement dans un tissu ; désormais cet organe porte en lui la source, le principe d'un nombre de phlegmasies ; quoiqu'il se rétablisse et conserve sa structure, un afflux sanguin le rend *érectile* s'il n'est pas paralysé.

2° D'autres fois ce sont quelques-uns des éléments normaux qui s'atrophient.

3° Le plus souvent c'est une réplétion des vaisseaux sanguins avec exsudation *plastique*.

Les opinions varient sur les dégénérescences athéromateuses ou calcaires, de même sur les composés d'urate de soude et d'acide urique des artères ou des capillaires qui mettent obstacle au cours du sang, ou qui oblitèrent les canicules urinaires.

Quand ces composés sont résorbés en masse, ces sédiments sont rejetés, les reins et les urines en contiennent aussi les fèces.

Le rhumatisme goutteux négligé se termine par des épanchements pleurétiques, il survient de la toux, de l'oppression, etc., en percutant la poitrine elle rend un bruit analogue à un tonneau vide. Le cœur est déplacé et refoulé à droite au-dessous du mamelon du côté droit ; en purgeant fortement, le cœur reprend sa place ; enfin, si malgré les traitements les plus énergiques, tels que les diurétiques, les contre-stimulants, les révulsifs cutanés, la goutte purulente se produit sous l'influence d'une diathèse spéciale, la paracentèse devient nécessaire.

La *suppuration* et l'*induration* sont deux états différents de nature opposée : Les excrétions sont soumises aux lois des actions musculaires. La sensibilité, la dilatation et l'irritabilité sont les bases de ces fonctions ; la contractilité et l'élasticité peuvent par ce qui précède être expliquées.

L'induration goutteuse verse des liquides différents dans le sang qui s'altère.

COMMENTAIRES SUR LA GOUTTE, LE RHUMATISME ET LA GRAVELLE.

On a bercé les goutteux de contes frivoles.

Cette maladie atteint plus de gros que de maigres. L'opulent est goutteux par le fameux arrêt : c'est *un excédant de recette sur la dépense ;* le pauvre l'est par *anémie.* Le Français par le cidre ou le vin ; l'Allemand par la bière ; l'Anglais par le porter ou le vin de Porto. A l'égard de la consommation de la viande sur les légumes, les nationalités tendent à se rapprocher de plus en plus. Enfin quand le viveur devient vieux, il est goutteux.

Il y a des courants d'air rhumatismaux, du chagrin, des mécomptes, des tristesses affectées et de la mélancolie par effet de tempérament.

Or Voltaire disait à son docteur : « la goutte, cette

affreuse maladie des penseurs. » Depuis lui, on attribue son origine à la suite du développement social
que nous nommons la civilisation. Un jour, un
autre jour , il est vrai , le même homme se
charge de démontrer que ses théories du len-
demain viennent détruire celles de la veille ;
mais que voulez-vous. Chaque jour apporte sa lumière et aussi ses mouvements violents, contraires,
suivant les incertitudes et les besoins quoti-
diens.

On estime qu'il y a plusieurs variétés de rhumatisme et que plusieurs causes peuvent le produire,
que des accidents surviennent et d'autrefois n'arrivent pas.

Nous avons fait partie de la brillante jeunesse
narquoise, alors nous ne redoutions rien. Comme il
est impossible de connaître *apriori* sa *bonne aventure*,
on se prélasse, voilà ce qu'on devrait encore être ;
mais à **23** ans environ la validité fléchit, il y a
usure dans le mouvement vermiculaire et autres
fonctions. Chez les enfants, cette affection préma-
turée devient plus commune aujourd'hui, elle
dépend d'une étiologie et de faiblesse des parties
affectées.

Les eunuques n'en sont pas exempts.

La menstruation chez les femmes opère pendant
une partie de leur vie une dérivation ; après cette
époque, chez elles la fièvre manque complétement,
généralement la douleur, le gonflement métatar-
sien fait défaut, néanmoins l'œdème, la démangeai-

son s'observe, le cœur est rarement pris de l'endocardite rhumatismale. Au résumé, l'organisation animale, parvenue au terme de perfectionnement produit des instincts, des passions, des actes raisonnés, d'où résulte une vie intellectuelle plus ou moins active, des affections en rapport avec ses besoins, chez la femme comme chez l'homme.

Chez l'homme, c'est la moelle épinière qui imprime les mouvements musculaires aux diverses parties du corps, et le foyer des sensations est concentré dans la partie antérieure du cerveau.

Le nom de *rhumatisme* a été créé par les classiques humoristes qui voyaient dans les humeurs la cause de toutes les maladies, il a été classé en deux sortes, savoir : *le musculaire et l'articulaire*. Le premier a son siége dans les muscles, le second s'établit dans les articulations.

Le mot goutte a été donné à une irritation particulière qui se développe dans les articulations des doigts et des orteils ; lorsque cette irritation attaque les grandes articulations, telles que celles du genou, du poignet, du coude et de l'épaule, on le nomme *rhumatisme goutteux*. La statistique du traitement se résume ainsi : le même médicament donné à trois malades atteints de rhumatisme goutteux réussit sur le premier, reste stérile pour le second et fait mal au troisième, en plus il exige beaucoup de patience et de docilité de la part du malade.

Plusieurs remèdes ont été préconisés comme spécifiques, la saignée, l'émétique et le sulfate de

quinine à hautes doses, le colchique, le nitrate de
potasse et surtout l'opium, la digitale, l'aconit napel,
le mercure, l'iode, l'antimoine, etc., etc. ; ces substances sérieuses n'ont point répondu aux espé-
rances qu'elles avaient fait naître.

D'autres à l'extérieur ont été expérimentées sans
succès : les liniments camphrés, opiacés ; les pom-
mades calmantes, excitantes, rubéfiantes ; les frictions, le massage, les sangsues, les ventousées, l'ur-
tication, l'électricité, etc., etc.

D'où la commission conclut que plus une maladie
est complexe, plus elle est difficile à combattre et
moins il y a de chances de guérison.

Au contraire les maladies bien connues et déterminées se traitent et se guérissent par des moyens
fort simples.

A tous les cas du rhumatisme goutteux on pourrait dire : *à nouveaux faits, nouveaux conseils.*

La science se fonde sur les bases solides de l'expérience, elle marche de déductions en déductions
sans autre limite que la matérialité du fait apprécié
par l'expérimentateur, qui est avant tout un cher-
cheur qui interroge la nature et qui attend ce qu'elle
lui répondra.

L'embarras du traitement de la goutte est grand,
on voudrait sortir d'une abstention, puis au moment de se décider sur le degré de force, d'activité,
de puissance de la maladie, on s'arrête à la coer-
cition des moyens dans la crainte que les risques
ne s'élèvent pas en raison des avantages.

Du rôle de l'irritation naît deux médications opposées et en contradiction apparente à observer.

L'une évacuante à suivre, dominante et unique dans les *accès aigus* ; seule elle a le pouvoir de les calmer, de les épuiser.

La médication de l'*état chronique* admise au bénéfice de la guérison sont les caustiques ; chaque agent thérapeutique indiquant un effet produit aura un temps limité qu'il faudra varier puisqu'il influencera un organe, une sécrétion quelconque aux dépens des autres, car le but est le balancement de toutes les fonctions.

Force et matière ne sont qu'un. A chacune un mouvement est échu : celui de ses forces d'assimilation et de désassimilation, conséquence nécessaire d'une irritation du système nerveux.

La vie crée le mouvement normal qui doit régulariser les fonctions.

Dans le nombre varié des mouvements, les uns se produisent suivant l'universalité des choses créées et non les autres !!! Que les humeurs constituantes s'altèrent, il naîtra sourdement une sélection sous la corrélation nécessaire entre les solides, les fluides et les humeurs où l'animal puise sa vie et se meut, que l'on désigne sous le nom de *milieu.*

La vie s'entretient par la combinaison d'actions de mouvement de forces contraires. Or le *cœur* a deux mouvements opposés : ce sont la diastole et la systole ; de même le *froid* resserre, la *chaleur* dilate. Dans toutes les maladies il y a deux forces contraires, dont l'une est l'interruption du mouvement normal. Tant vaut la cause, tant vaut l'effet. L'énergie passe ainsi d'un organe à l'autre, donnant lieu par là à la variété de phénomènes goutteux. Tantôt la maladie se manifeste par une série de phases où l'on peut suivre ses effets successifs, alors elle a la forme *active*; tantôt elle se dissimule, pour maintenir pendant un temps plus ou moins long un état *virtuel*, dont la rupture est une action par laquelle dans le corps humain la chaleur se transforme en travail et le travail morbide en chaleur inflammatoire.

L'énergie active et l'énergie virtuelle variant suivant la stimulation ou la contre-stimulation, il y a excès de l'une ou de l'autre. Il y a temporisation du *pour* au *contre-stimulus* quand ces deux effets se neutralisent naturellement.

Lorsque la vie a conçu une affection, elle s'en dégage par le soulèvement de synergies réactives qui suivent un cours régulier déterminé par la nature des synergies elles-mêmes, périodes successives d'*augmentation*, d'*état* ou de *déclin*.

Ainsi apparaît une méthode thérapeutique exempte d'empirisme. Il reste à déterminer les agents qui ont une affinité antigoutteuse.

L'action stimulante est recherchée dans les symptômes atoniques, afin de modifier l'allure chronique ou de provoquer une déviation vers les émonctoires.

Un stimulant trop énergique provoque de la tension, de la chaleur, de la douleur.

L'irritation augmente le gonflement des vaisseaux sanguins, provoque une chaleur animale incommode, avec dyspnée dans la poitrine, la pulsation des artères carotides devient très-forte.

Au résumé, les agents thérapeutiques qui ont une action stimulante exaltent ; ceux qui sont sédatifs tempèrent les actions nerveuses, sensitives et motrices, l'excès du contre-stimulus détruit le stimulus et *vice versa*, l'excès du stimulus détruit l'atonie.

L'introduction d'une grande quantité de liquides dans l'économie, quelle que soit la voie offerte à l'absorption, est un stimulus manifeste à l'action rénale.

Chaque auteur dans ses écrits a sa coïncidence d'adoption comme un géomètre, il se dit : deux lignes appliquées l'une sur l'autre s'ajustent et se confondent parfaitement ; l'hypertrophie du cœur coïncide avec le rhumatisme articulaire, l'hypertrophie du rein coïncide avec la goutte bien entendu, la défectuosité des actions de l'assimilation et de la désassimilation coïncide avec des phénomènes chimiques qui ont rapport avec la goutte ; si une lentille, un haricot, un pois, voire même un grain de raisin, n'ont pas reçu un coup de dents et la mastication suffisante, ils traversent tout le tube digestif sans être attaqués par les sucs digestifs où ils forment obtruction. De nombreux documents sont invoqués et mis en relief pour plaider dans un sens ou dans un autre, et, à première vue, on ne se doutait pas avoir une difficulté telle que celle-ci à rencontrer. Faut-il reconnaître que ce sont des embolies, des dégénérescences qui causent l'inflammation, laissent-elles après elles des produits des dépôts; ou est-ce l'inflammation qui cause les dépôts d'urate de soude ou d'acide urique? Il existe entre ces deux ordres de faits une relation de cause à effet.

L'homme, pour travailler à sa réorganisation, doit suivre d'un œil attentif les transformations de l'échiquier des maladies qui sont la lutte de la vie contre la ruine progressive de son enveloppe.

L'évolution du soleil sur la terre et sur ses habitants est évidente, sa présence réjouit la nature et entretient la vie; son absence rend triste et entraînerait la mort. Toujours il y a quelques variations à son lever et à son coucher. Depuis Hippocrate jusqu'à nos jours, un grand nombre de médecins ont écrit et reconnu que la lune avait une influence marquée sur les affections nerveuses et sur la périodicité des maladies nerveuses. La puissante action de la lune produit le flux et le reflux de la mer et les déplacements atmosphériques.

Arrêter les relations des nécessités naturelles, combattre les perturbations atmosphériques et les influences sidérales sont des secrets que la science ne trouvera très-probablement jamais; eh bien, peut-o n raisonnablement croire que l'homme seu soit soumis à ces grandes lois de la nature, aux arrangements et aux dérangements saisissables à l'œil nu. Non; alors que faire? atténuer leur action par les moyens que conseille la science. Les influences qu'exercent sur les maladies les conditions de milieu, de climat, de saison, de température, dans lesquelles vivent les individus siot goutteux ou autres affections, sont non moins singulières.

Un individu étant donné dans l'état anatomique et physiologique goutteux, il sera difficultueux de décider *a priori* le degré de sa force de résistance vitale aux assimilations médicamenteuses. Tout pourrait s'expliquer depuis le commencement jusqu'à la fin, s'il est vrai que la maladie n'est qu'un dérangement de fonctions et puisse s'interpréter par la théorie de la fonction dérangée, comme la difficulté de respirer explique l'asphyxie par privation d'air, comme un malaise qui produit une surcharge de l'estomac est guéri par la diète; qu'une maladie de la peau engendrée par la malpropreté disparaît par la propreté, qu'un homme fatigué par des efforts excessifs se remet par le repos. Il n'en est pas de même des notions sur l'emploi des remèdes dont le point de départ est dans les faits d'expérience qui donnent lieu à des développements d'une complication qui devient exigeante dans la physiologie et la médecine. Prenons garde de nous en laisser imposer par ceux qui font de la médecine, comme on fait toutes les choses actuelles, à peu près par habitude.

Après le questionnaire obligé viennent les ordonnances à la mode, c'est là le train-train sans gêne du métier. Il n'est pas rare de voir des goutteux traités par des orviétans avoir pour résultat une cachexie déplorable, parfois cette maladie dégénère en migraines, en asthme, en albuminurie, etc.

N'y a-t-il pas exagération et abus dans la manie d'affubler les goutteux en toutes saisons de lainages.

On s'est représenté la goutte comme exemptant d'autres maladies et qu'il ne faut lui imposer aucun traitement !!! Quelle absurdité.

Les humoristes attribuent tout aux humeurs, les diétiques prêchent carême, les partisans de l'uromancie consultent les urines ; enfin celui qui s'est attaché à l'*organogénie* admettra que l'ordre physique est régi par des lois aussi immuables que l'ordre naturel ; le soleil s'y lève à l'est et s'y couche à l'ouest, et seuls les insensés peuvent croire que le brouillard qui le voile de temps en temps l'a éteint pour jamais. Retire-toi de mon soleil, disait Diogène.

En ce qui concerne les maladies propres aux individus, nous ignorons trop l'époque à laquelle elles peuvent commencer, pour qu'il nous soit permis d'en déduire aucune conclusion certaine. La goutte semble provenir ordinairement d'excès faits lontemps après l'enfance, et le père transmet cette maladie à ses fils bien plus qu'à ses filles.

La *première notion médicale* est celle de s'enquérir des ressources de résistance du sujet, ensuite quelle influence exercera le modificateur choisi. Les agents chimiques appliqués au corps humain produisent chacun une action spéciale, car il est démontré qu'avec un peu de tact l'on peut reconnaître le modificateur à la manière dont il se comporte avec nos tissus et nos organes. Quand on veut proportionner l'action substitutive à l'irritation existante, deux écueils sont également à éviter : *rester en deçà, aller au delà* ; de même, *détruire n'est pas guérir*. Cependant il est des cas où la destruction est nécessaire par ses relations. Dans la substitution, si on lâche pied inconsidérément par impatience, les accidents primitifs se renouvellent avec impétuosité. Quand il s'agit d'une maladie inflammatoire, à laquelle on substitue un agent thérapeutique, il faut toujours la ramener à ses conditions élémentaires en se demandant sur quelle fonction et sur quel amendement ou sur quelle conservation porte l'action élective. L'expérience a prouvé que les phlegmasies locales guérissent souvent par l'application directe des agents irritants qui se substituent à l'inflammation primitive.

Les petits moyens temporisateurs sont l'abdication thérapeutique en face du mal par inaction coupable. Les irritants remplacent la pression que l'on exerce avec les doigts pour la résolution d'un clou, d'un furoncle ou d'un engorgement ; leur administration au dedans inaccessible aux instruments est un moyen qui peut détruire le mal dans son foyer, pourvu que la résorption et l'évacuation naturelle ou artificielle opèrent la sortie des matières morbides. *Expérience passe science.* C'est cet *Alma Mater* qui a initié tant de générations à la vie de l'intelligence.

Dans les affections goutteuses graveleuses, c'est l'augmentation de la diurèse qui est une condition de guérison on d'atténuation, en ce qu'elle modifie l'économie par une action destructive qu'elle exerce sur la fonte de l'inflammation dont elle élimine les sédiments délétères.

Les maladies ont des périodes nécessaires qu'il faut respecter, légitimes ou fatales ; on ne réussit guère par des traitements *abortifs.* La goutte ressemble à un élément étranger cherchant à déchirer le tissu qui l'emprisonne et pendant ce travail c'est une excitation générale.

La lumière et le calorique n'ont pas la même puissance diffus que concentrés. Il n'est pas déraisonnable de considérer telle ou telle maladie constitutionnelle chronique comme pouvant se subdiviser et dont l'intensité diminue en raison directe du nombre de ses divisions. Que cette force soit un virus indéterminé et qui ne révèle son existence que par ses effets ou un principe saisissable, tel que l'acide urique, la gravelle, ou bien une propriété anormale de la matière organisée, etc., il est certain qu'elle décroît en intensité à mesure qu'elle se dédouble, se détriple ou se sépare ou se déquintuple et plus, en une action qui se dissémine sur plusieurs systèmes à la fois, la peau, les muqueuses, l'estomac, les nerfs ; les souffrances sont généralisées, mais beaucoup moins vives que si la maladie se concentrait sur un point unique. N'avez-vous pas remarqué que, les localisations internes disparaissant, la maladie révéla sa nature, s'affirma en établissant en quelque sorte son empire sur la peau ; l'inverse a lieu de la même manière quand succède à une dermatose des souffrances internes d'autant moins graves qu'elles étaient plus multipliées. Le doute radical des maladies et de leurs définitions est toujours contestable, attendu que les maladies qui surgissent sous diverses influences sont complétement différentes, qu'elles peuvent être communes, spécifiques ou morbides. Ainsi telle cause occasionnelle intense provoquera une maladie bénigne et de forme commune, telle cause légère une maladie grave et de forme insolite.

La connaissance du nom d'une maladie devrait servir à faire connaître le remède !!!

Tout suit une loi commune dans le *milieu commun*, c'est la *loi de la pesanteur*.

Les aliments et les substances thérapeutiques subissent la loi de la pesanteur en rapport du plus ou moins de calorique du milieu ambiant. Un grand nombre de médicaments en s'éliminant soit par le foie, soit par les reins, soit par les membranes muqueuses, modifient profondément l'organisme de ces glandes ou tissus. C'est en suivant la substance médicamenteuse dans le sein de l'organisme et par son mode d'élimination, par l'observation de son action sur tel ou tel tissu, tel ou tel organe, qu'on fera un choix de moyens, une série de ressources qui seront alimentaires ou médicamenteuses.

Le désir de soulager porte charitablement les gens prosaïques à indiquer des remèdes calmants, anodins, ce sont d'imprudents amis. Le goutteux souffre d'un mal dont il soupçonne l'existence sans en bien discerner la nature et la cause, n'en sentant que les effets.

La cause rhumatismale goutteuse est très-difficile à définir ; quoique ce ne soit le plus souvent que quelques gouttes d'humeur séreuse, ce n'est pas la quantité de cette liqueur qui fait la proportion de cette souffrance, une seule goutte, quelques grains graveleux étant plus que suffisants pour occasionner une douleur comparable à une injection d'esprit de nitre ou de vitriol, ce sédiment devient tellement acide et brûlant par le séjour qu'il fait dans l'organe où il se fixe, que son effet est plus irritant que celui des acides les plus actifs, parce que rien du dehors ne peut devenir pire que ce que nous nourrissons chez nous-mêmes ; ils laissent après eux des indurations ou des résidus terreux.

L'expérience a constaté que généralement les poisons donnent la mort par les inflammations qu'ils provoquent.

Dans un vase de nuit encrassé, dans un verre à expérience où on aura déposé de l'acide urique et des urates, mettez soit de la lithine, soit de la potasse, ou de l'acide nitrique, vous obtiendrez une dissolution positive, mais il y aura souvent déception pour les faire opérer de même dans la gaîne des tendons ou entre la gaîne et le périoste, ou enfin entre le périoste et les os ou ailleurs parce qu'ils peuvent adhérer aux organes essentiels.

La thérapeutique a dit ceci, mais aussi elle a dit cela, et le malheur est que cela dément ceci, comme ceci réfute cela ; bref, de *cela* ou de *ceci* on ne sait jamais à quoi s'en tenir.

Une foule de lésions différentes ont été réunies sous la dénomination de maladies organiques du cœur, nous n'avons à passer en revue que l'influence que l'état inflammatoire peut avoir sur les hypertrophies, sur les dilatations du cœur et ses concrétions, aussi sur les troubles de la circulation et de la respiration. Le cœur est affecté dans la goutte ; le cœur étant le premier mobile du sang, nous ne vivons qu'autant que le sang circule dans nos vaisseaux et qu'il se distribue à tous nos organes.

Une légère dilatation du cœur existe souvent, sans que le sujet affecté s'en doute, son hypertrophie ne gênant pas le retour du sang veineux vers le cœur.

L'inflammation attire le sang vers les parties enflammées, c'est pourquoi les phlegmasies aiguës des organes thoraciques peuvent développer l'hypertrophie du cœur aux membres inférieurs.

Il est des circonstances dans lesquelles le gonflement goutteux disparaît en peu de jours. Les conditions qui font que le phénomène de résorption s'accomplit, ne sont pas contestables; cependant on ne peut encore exactement l'expliquer ni savoir le rendre pratique en thérapeutique.

Il y aurait étroitesse de vue que de rester toujours dans la même voie; lorsqu'il existe une phlegmasie viscérale intense on doit se servir des forces statiques ou agissantes.

Une maladie est simple lorsque les symptômes observés peuvent tous se rapporter à une seule affection. Elle est compliquée quand les symptômes caractéristiques de deux ou de plusieurs affections existent.

L'initiative des malades à propos est rare, cette lacune d'enseignement des connaissances élémentaires en médecine tient aux qualités de notre esprit qui est plus porté aux fines réparties, aux affaires d'intérêt qu'aux profondes observations et qu'aux entreprises humanitaires, et puis la qualification de guérison devrait être rayée de la possibilité thérapeutique dans un grand nombre de maladies organiques, l'aide de la nature étant au-dessus des ressources de l'art.

La science des coïncidences, si elle était approfondie et démontrée, serait la conquête de la plus grande sagacité, elle coopérerait à signaler spécialement l'organe affecté ou la région qui est le siége du mal. Alors on pourrait motiver tel ou tel moyen curatif lors de l'apparition des phénomènes locaux.

L'influence des spécifiques qui ont fait leurs preuves est parfois heureuse, particulièrement les caustiques subtitutifs, ils m'ont fait expulser par l'anus des lambeaux de chairs ou de peaux pendant dix ans au moins. Donc je suis pénétré et convaincu que les antidotes des phlegmasies et des inflammations sont les agents qui ont la propriété de ronger, de corroder, de brûler des chairs profondément corrompues à l'intérieur jusqu'à ce qu'on ait atteint directement la racine du mal dans sa source, par provocation de *transsudations* qui ne font que chasser l'*obstacle contractif* qui est venu s'interposer dans la libre circulation des molécules.

Nous ne pouvons connaître les influences cachées; les phénomènes qui surviennent sont non pas les manifestations de cette essence cachée, mais seulement la relation des influences entre elles. Si la création et l'émission des produits goutteux sont la condition naturelle d'un résultat organique, il faut combattre ces actes en favorisant l'élimination du mal ; c'est un fait au-dessus de toute controverse que la matière n'entre en mouvement que quand elle est poussée, et c'est ce mouvement qu'il faut lui imprimer par des fondants et des évacuants, jusqu'à ce qu'on puisse imposer des sédatifs.

Est-il possible de s'opposer à l'affection goutteuse? Assurément si l'on s'oppose tant aux conditions locales qu'aux conditions générales qui la déterminent, on peut y réussir.

Généralement il y a beaucoup de fictions dans les explications que l'on donne du mode d'action des médicaments ; les vertus attribuées aux substances médicinales ne sont pas d'un scientifique supérieur, ni incontestable, relativement au rationalisme qui sent l'empirisme, n'ayant rien de constant que l'occasion de l'opportunité qui en est le caractère décisif.

Les spécifiques les mieux accrédités par leurs vertus antiphlogistiques : diurétiques, purgatifs, diaphorétiques, antipasmodiques, antigoutteux, etc., sont restés au-dessous de leur réputation curative. *Tout ne convient pas partout, sans nature équivalente parallèlement.*

Les plus subtils poisons peuvent devenir de grands remèdes quand ils sont maniés convenablement. On compare les mangeurs d'arsenic aux fumeurs d'opium, c'est l'histoire renouvelée de celle plus apocryphe du roi Mithridate. Ainsi, des poisons redoutables, ingérés sciemment, deviendraient inoffensifs pour ceux qui en feraient, à petites doses, un usage habituel et longtemps prolongé. On peut même prouver que ce que l'on considère pour poison peut être imputé au pain quotidien niellé ou absorbé imprudemment chaud.

Le devenir de la goutte rhumatismale est dans la notion de la circulation de la vie.

Les maladies ont leur jour de rébellion et les

remèdes leur jour d'impuissance ; la nature ses époques critiques et de lassitude.

A tort on croit qu'il y a des spécifiques qui guérissent et que l'on peut en prendre des quantités proportionnées, calculables à la résistance de la maladie. Le Dr A. Trousseau l'explique sciemment: « On croit généralement que le quinquina et ses succédanés sont dans tous les cas des antidotes de la cause morbide, qu'ils neutralisent cette cause, comme on croit que le mercure neutralise la cause syphilitique. Il ne me paraît pas qu'il en soit ainsi. Le quinquina a laissé souvent substituer la cause avec toute son intensité, mais il met l'organisme en mesure d'y résister et le résultat est le même. Le mercure, cet autre spécifique, ne donne pas à l'organisme la faculté d'être inaccessible à l'influence morbifique de la cause, car on ne se préserve pas de la contagion vénérienne en prenant du mercure; mais la maladie existant, il en altère les effets. »

On a voulu du colchique faire le spécifique du principe goutteux, ce qui est absurde: comme il ne détruit point la cause, les effets quoique atténués reparaissent.

Lorsqu'un agent a été toléré et absorbé par l'estomac, alors s'il existe une lésion, des sédiments ou virus, le médicament les neutralise, sans toucher en quelque sorte à la constitution.

La lutte entre l'agent et le virus, etc., est intestine et s'opère en silence, le corps n'en est que le théâtre, si au contraire il n'y a pas de virus, etc., à combattre, le remède agit sur la constitution malencontreusement.

Tant de malades se soumettent à des spécifiques et voient leur affection faire des progrès déplorables qu'il faut leur en déférer les périls : tous les spécifiques ont d'abord été des découvertes individuelles, et s'ils sont arrivés par degrés à être populaires il ne s'ensuit pas que toute idée populaire représente une maxime, ait été bien saisie dans son texte, et soit exempte de scandaleuse exploitation lucrative. Sais-tu jouer du violon ? demande Bilboquet au jeune homme qui se fait extirper une dent. Peut-être, je n'ai jamais essayé. Que de thérapeutes n'ont pas de ces hésitations et n'ont jamais pressenti résoudre un phénomène goutteux. Suivant eux le traitement d'un état maladif passé à la chronicité est une loterie ou rarement il échoit un bon lot.

La médecine contemporaine quelque perfectionnée qu'elle soit est encore souvent impuissante à guérir radicalement les maladies, mais elle est bien plus en état qu'autrefois de faire durer les affections lentes, chroniques pendant de longues années.

On parle d'*équilibre des fonctions* comme devant être l'œuvre d'un traitement à coup sûr ; si les fonctions sont équilibrées, si elles ne peuvent plus assimiler, absorber, se doubler, se tranformer phénoménalement, c'est le repos ; l'état organique meurt et le malade suit la même destinée.

Il est une vérité en thérapeutique qu'il ne faut

pas oublier, à savoir que lorsque une maladie est profondément entrée dans l'organisme, qu'elle date de 2, 6, 10 ans, on ne peut espérer en débarrasser le malade qu'à la condition de lui faire suivre un traitement de très-longue durée de 3, 10 à 20 mois, même plusieurs années de suite avec persévérance, comme aussi d'avoir une collection de substances auxiliaires pour les varier, les suspendre pendant quelque temps, y revenir encore, et ainsi à diverses reprises. A cette condition, mais à cette condition-là seulement vous déracinerez la diathèse goutteuse. Les toniques radicaux agissent simplement en imprimant à l'organisme de la résistance vitale et en prémunissant contre les influences dépressives de cette force, leur administration n'est jamais plus opportune qu'au moment où les fonctions jouissent le plus de leur harmonie et de leur stabilité. Ainsi c'est hors les crises qu'ils conviennent le mieux, car ils n'arrêtent pas l'accès commencé, mais ils préviennent et diminuent l'intensité de l'accès à venir.

Le traitement symptomatique sera parfaitement logique quand il aura triomphé du dernier symptôme.

Chaque goutteux a quelque remède qui lui rend service, qui proroge ses souffrances et qui est parfois nuisible à ses semblables.

On rencontre de ces gens qui ne peuvent permettre à un dentiste d'introduire un outil dans leur bouche pour extraire une dent cariée, d'au-

tres qui ne veulent point que les médicaments les
gâtent. La nature contient tant de choses; elle se
mêle à tant de choses, et, ils n'y voient que sa responsabilité, sans ce qui s'y introduit malgré sa
permission. Les ressources de l'art sans contredit
suppléent artificiellement à beaucoup de fai-
blesses dans les fonctions naturelles, même à
ces affections du système nerveux *sans nom*.

Les médicaments peuvent être envisagés comme
statiques ou de repos, d'autres dynamiques ou
d'activité, en mettant les malades à même de
mieux s'alimenter. Enfin il n'y a ni dose, ni forme
pharmaceutique qui donne à coup sûr les mêmes
résultats ; à déterminer la durée et les conditions
d'un traitement : *rhumatisme souvent varie*. J'attache
peu d'importance aux théories immuables. Un système de traitement, préparé d'avance, a des principes vrais dans son assemblage et des résultats
nuls en définitive fondés dans des applications fixes.
Le désir, la volonté chez l'homme ne sont jamais
libres, mais toujours déterminés par des influences extérieures ou intérieures et le dogme du *libre
arbitre* est absolument insoutenable. Nous sommes
les esclaves de la grande loi de la *conservation de la
force et de la conservation de la matière*, en modifiant
l'organisme.

Le choix de l'exutoire n'est pas indifférent dans
la médication spoliative de la goutte, mais je ferai
observer qu'il y a quelquefois nécessité à une double, même à une triple action thérapeutique,

savoir : une action transpositive, une action excita-
trice, et enfin à l'action spoliative. L'exutoire spo-
liateur devra son succès par la lenteur et la continuité de son action, et par la facilité de mesurer et
de graduer ses effets; alors il n'amènera pas de
congestions cérébrales, ni de gonflement considérable de la face, ni de céphalalgie, incidents qui
surviennent lorsqu'on néglige l'emploi de la mesure et de la balance, alors qu'il s'agit de combattre
ces forces mystérieuses, qui semblent n'agir que
par intermittences et exerçant sur toutes les fonctions vitales la plus tyrannique domination, donnant naissance à des désordres fonctionnels.

La plus pressante indication est d'*avoir* le *ventre
libre*. Provoquer l'expulsion du produit morbide,
d'où résulte l'exaltation et la perversion fonctionnelle et nutritive qui commence par la fluxion sanguine pour aboutir à l'endurcissement.

L'*antiphlogose externe* est de chercher à briser
l'inflammation par des effets sédatifs froids, puis
des frictions énergiques avec de l'eau dégourdie
pure ou ammoniacalisée. On conseille cependant la
maturation du gonflement goutteux.

Le traitement interne par le tartre stibié en
lavage ou boisson est un puissant laxatif.

Sans doute les droits de l'homme se limitent à
rendre possible, de n'importe quelle manière, la
prolongation de la vie, il ne peut-être question d'autre
but quoiqu'on n'en connaisse pas les bornes.

La nourriture, la respiration et la chaleur for-

ment trois anneaux de la vie, et il est une sorte de
loi de balancement existant entre les sécrétions
cutanées, intestinales et urinaires qui, comme on
sait, agissent sur la composition du sang, auquel elles
doivent soustraire certains matériaux inutiles à
l'entretien de la vie.

La *spoliation* par les exécutoires est féconde en
bons résultats. Si continue qu'elle soit, elle n'est
pourtant pas tellement active qu'elle puisse contre-
balancer la restitution faite par une alimentation
trop succulente et capable de fournir au delà des
besoins de réparation des organes. Ils s'ensuit que
tant que dure le traitement, le malade doit être mis
à un régime tel que la réparation reste un peu en
deçà des besoins, afin que l'absorption ne perde
pas de son activité pour suffire à la spoliation en
tête de laquelle je place les évacuants. Il n'est pas si
facile de faire dégorger des produits goutteux,
comme une sangsue dégorge avec un grain de
sel.

La thérapeutique constate les effets et non les
causes, l'effet brut, sans interprétation, elle confesse
son ignorance relativement au mode d'action intime des remèdes.

Le mélange des aliments et la structure des organes de la digestion sont d'accord avec l'habitude
la plus généralement répandue, qui porte l'homme
à faire usage à la fois de viande, de pain, de fruits
et de légumes.

Le genre de vie peut, jusqu'à un certain point,

neutraliser l'influence fâcheuse d'une forte nourriture, tels les travaux, l'équitation, la chasse, l'exercice corporel, etc. Le mets et l'agent médical rêvés ne sont pas toujours ceux de la réalité du bien-être de la santé.

L'urine est un liquide excrémentiel; par l'analyse, il est facile de constater si la nourriture dont on a fait usage se composait de viande ou de végétaux, et il suffit de manger une marmelade de pommes pour rendre alcaline une urine acide ; sous l'influence d'un régime exclusivement végétal, on rendra plus d'urine en vingt-quatre heures que par une alimentation animale.

L'urine a un plus haut degré d'acidité avant le repas que deux à quatre heures après.

Tout goutteux doit redouter la complication de la glycosurie et bien mâcher le pain, la viande, etc. Les aliments qui contiennent de la potasse en sont un préservatif, ils contribuent à augmenter la masse sanguine.

Dans la glycosurie il y a production d'un excès d'acide urique, souvent elle se termine par le rhumatisme goutteux *in globo*.

Il y a peu de vérités nouvelles, toutes les vérités ont été dites et répétées, il n'y a plus qu'à les distinguer pour les appliquer.

NUTRITION.

Malgré ce que le langage vulgaire et même médical conserve encore de toutes les conceptions sur la digestion, il n'est pas nécessaire de les discuter, non plus que les suppositions qui ont été faites sur les causes pouvant amener la goutte.

La nutrition, *c'est le secret de la nature.*

La sobriété est l'une des premières conditions de la prophylaxie de la goutte.

Régler ses repas, manger lentement et bien diviser les aliments par une longue mastication, couper sa boisson, fermentée ou alcoolique, de grande quantité d'eau.

Entre le déjeuner et le dîner se livrer à des exercices corporels, ils animent l'excrétion urinaire.

Je rapporterai cette maxime citée par Sydenham : *Si vous buvez du vin vous prenez la goutte ; si vous n'en buvez pas la goutte vous prend.*

Les malades condamnés aux eaux ferrugineuses ne seront peut-être pas fâchés de savoir qu'ils introduisent dans leur économie tout autant de fer en buvant du vin au lieu d'eau. Il est vraisemblable que c'est au tartre de protoxyde de fer que le vin doit la propriété de fortifier les enfants, de ranimer les convalescents et soutenir les vieillards.

Certains crus contiennent des sels de potasse et de lithine qui par leur alcalinité agissent directement sur le sang et le rein.

L'usage des boissons fermentées est réputé comme disposant à contracter la goutte, et l'on est en droit de se demander si l'homme privé de vin et de bois-sons fermentées eût jamais connu cette affection.

A l'égard du café et du thé, le goutteux n'en prendra qu'en petite quantité et sous forme d'infusion peu concentrée.

Entre le café ou l'alcool que nous introduisons dans notre estomac tous les jours à nos repas et l'excitant thérapeutique, où est la différence? *Contraria contrarariis curantur.*

L'obésité est une hypertrophie qui résulte d'une nutrition trop active.

Les aliments de la famille des légumineux ont l'avantage de régulariser les selles, ceux carnivores sont moins relâchants; plus les aliments sont toniques plus ils sont lents à parcourir les organes digestifs.

Avant de se mettre au lit, il convient de se présenter à la garde-robe et de profiter des efforts de la défécation pour vider la vessie.

Entre les viandes corrompues, très-avancées que recherchent les gourmets, et les causes spécifiques qui altèrent la crase du sang et stimulent le système nerveux, où est la différence?

Entre les mets chargés d'épices, de condiments, et l'iode, le soufre, les bois sudorifiques, où est la différence?

Entre la fumée enivrante du tabac et les stupéfiants, où est la différence?

Les quatre fonctions diverses de l'activité nutritive savoir : la digestion, la circulation, la respiration et l'excrétion, sont exécutées par quatre systèmes d'organes distincts : le système digestif, le système circulatoire, les organes de la respiration et l'appareil urinaire.

L'*iode* favorise la dénutrition ou la formation des principes excrémentitiels.

Le docteur Lasègue a proposé contre le rhumatisme la teinture d'iode élevée de la dose de 8 à 10 gouttes graduellement jusqu'à 5 grammes; prise dans du vin rouge ou blanc avant chaque repas elle stimule la digestion.

Souvent les goutteux ont une grande agitation vers le cœur, ceci est dû à un amas de matières nutritives, par inertie du cœur ou de ses valvules.

La goutte offre pour idéal une espèce de symptôme désorganisateur : à la place de l'action libre des assimilations et des désassimilations normales, un produit prend naissance, enflamme les parties anatomiques; une portion des sécrétions et des excrétions qui devaient s'exercer chacune de leur côté, sans jamais se rencontrer, engorgent les vaisseaux circulatoires ou les conduits glandulaires ou intestinaux, d'où la possibilité de formation d'acide urique, d'urates de soude; les muqueuses digestives sont œdématiées et épaissies.

Le développement simultané de plusieurs *fermentations complexes* est un fait démontré aujourd'hui dans l'organisme humain, soit pathologique, soit physiologique, soit putride, etc., et l'on peut admettre que le rhumatisme goutteux influence l'acte digestif dans la stabilité de ses composés organiques; sous cet état relatif alors l'assimilation et la désassimilation ne fournissent plus assez d'alcalinité au sang; certains tempéraments sont affectés d'œdème.

L'œdème se dirige vers le cœur chez le tempérament sanguin.

L'œdème se dirige vers les tissus cellulaires chez le tempérament lymphatique qui est souvent affecté de coryza ou rhume de cerveau.

Chez le tempérament nerveux ou bilieux le tissu adipeux devient presque nul, la nutrition y languit, la maigreur est presque constante et produit le marasme.

L'acte digestif tient une place considérable dès qu'il ne maintient plus par son influence la stabilité des composés organiques, alors les matières assimilables et solubles sont transformées en matières non assimilables et insolubles, *calculs urinaux*, parce qu'ils sont salpêtrés, *calculs* et *graviers rénaux*, parce que leurs aspérités blessent le rein, *fomentations ammoniacales*, lorsque la vessie ne se vide pas.

L'estomac est un grand réservoir musculo-membraneux dans lequel s'accumulent les aliments descendant de l'œsophage. Le besoin d'aliments se trahit par une sensation douloureuse de l'estomac.

La privation des boissons agit plus promptement

encore que celle des aliments solides sur l'affaiblissement des membres.

La soif se lie avec les besoins de la digestion stomacale, puisque les aliments pour être dissous, exigent de sept à dix fois leur poids d'eau.

La salive est un levain destiné à commencer la digestion des aliments dans la bouche et communique un ferment propre à leur coction dans l'estomac.

Dans le tube digestif, une multitude de petits sacs glanduleux destinés à sécréter divers liquides viennent s'épancher à sa surface pour agir sur les aliments. Plus les glandes salivaires fournissent de salive plus les substances alimentaires sont digestibles.

La digestion s'effectue à l'état normal dans les intestins.

Les aliments en excès sont des corps étrangers qui occasionnent des troubles fonctionnels.

L'état goutteux de l'économie semble commencer aux voies digestives et tend à se terminer aux reins.

Pour quelques auteurs, la goutte est véritablement une maladie lymphatique, les organes qui concourent à la formation ou à la circulation de la lymphe s'engorgent facilement de sérosité, s'œdématient ou s'infiltrent et ont de la tendance à s'enflammer.

Conséquemment ils admettent que dès que les vaisseaux lymphatiques amèneront quelque affaiblissement dans les glandes ou des obstructions, il surviendra des hydropisies ou des altérations de la *plèvre* et du *médiastin*, qui gagneront par approche d'autres organes essentiels.

Dans la goutte il n'y a pas chez le plus grand nombre des individus excès dans la quantité du sang, mais ce qui est différent, insuffisance dans la proportion des éléments réparateurs du sang, de son état alcalin qui représente l'une des conditions de la nutrition ou de la vie.

Les vaisseaux qui constituent le réseau *chylifère* ont une direction unique de droite à gauche, tout le chyle va dans le canal thoracique où il présente une dilatation appelée réservoir de Pecquet, qui n'existe pas du côté droit.

Les goutteux sont susceptibles d'étouffements lorsqu'ils sont couchés sur le côté gauche. Toutes les phleg nasies locales ont une coïncidence avec le côté gauche.

Plus vous nourrissez les corps impurs, dit *Hippocrate*, plus vous faites de mal.

Après un repas copieux, le doigt affecté de panaris éprouve une espèce de fièvre pendant laquelle les battements des artères se font sentir, et la douleur s'accroît outre mesure; les maux de dents, d'oreille, les rhumatismes augmentent d'intensité.

Tant que l'estomac n'est pas stimulé par la digestion, la douleur est au repos, mais aussitôt que l'estomac renvoie le *stimulus* à tous les organes, la partie malade reçoit un surcroît d'exaltation sensible.

Empêcher les matières intestinales de séjourner dans le canal alimentaire, c'est prévenir des accès de goutte, c'est curer un conduit consignataire d'éléments morbifiques.

Dans les fèces, il existe deux ordres de parties : la portion la plus considérable provient des aliments ; une autre partie est formée par le résidu des humeurs que l'individu a ajoutées aux aliments pendant qu'ils parcourent le tube digestif.

Enfin les aliments qui s'amoncellent peu à peu dans le côlon et le rectum se modifient à la température du corps, ils s'acidifient d'abord, puis se décomposent fortement.

Deux individus ayant la même alimentation peuvent avoir des excréments différents.

La digestion c'est la sanguification.

De la nourriture provient le sang, du sang proviennent les tissus, les muscles, les os, les cartilages, le cerveau, les nerfs, etc.

Il y a deux ordres dynamiques, les forces et leurs effets : 1° il n'y a qu'une seule *propriété vitale*, la plus élémentaire, celle de la nutrition caractérisée par le double mouvement ou acte continu de composition et de décomposition ; 2° les propriétés d'humeurs ou physiques, ou chimiques que peuvent présenter les liquides suivant leur degré de fluidité et de complexité.

L'absorption n'est pas une fonction, c'est une

propriété de tous les tissus, mais elle est plus ou moins développée dans chacun d'eux.

L'*exhalation* est une action par laquelle sont versés à la surface des diverses membranes de la peau des fluides destinés à être définitivement éliminés, comme la sueur, ou à être reportés dans le torrent de la circulation comme les fluides séreux.

L'absorption et l'exhalation sont des phénomènes d'*imbibition* et de *transsudation*.

La partie fondamentale de l'appareil digestif est un canal ou tube, tantôt de diamètre à peu près égal dans toute sa longueur, tantôt dilaté sur différents points de son trajet de manière à constituer des espèces de chambres ou réservoirs, dans lesquels la nourriture s'amasse pour y éprouver des modifications afin d'être absorbée.

La vie n'est point le produit d'une force toute particulière; elle est plutôt un état de la matière fondé sur ses propriétés inaliénables, résultat des phénomènes de mouvements spéciaux comme la chaleur, la lumière et les ébranlements mécaniques en provoquent.

L'état *alcalin* du *sang* représente une des conditions essentielles d'existence de la nutrition, de la vie enfin.

Entre les moyens qui servent au corps à régler sa chaleur et se procurer une température à peu près constante, les aliments en général prennent une place extrêmement importante. Il est évident qu'elle ne peut être que le résultat d'un certain rapport entre la production et la perte de la chaleur. Avec l'échange des matières reparaissent la chaleur et la vie.

Dans chaque mouvement qu'un nerf de notre corps produit, il se fait un changement dans le courant électrique de ce nerf.

Sa modification est, par rapport à l'excitation, comme un effet à la cause, chaque coup qu'on boit, chaque bouchée qu'on avale produit un changement dans le sang et, par suite, dans les nerfs. Non-seulement l'air que nous respirons à tout moment modifie l'air des poumons, change le sang veineux en sang artériel, mais encore il change tous les jours, il n'est pas le même au-dessus de l'eau que sur les montagnes.

Avec une nourriture exclusivement animale, l'urine contient excès d'acide urique; avec le régime végétal, le contenu est de l'acide hippurique soluble.

La respiration est une combustion incessante.

L'oxygène que nous respirons brûle le sang pour former les tissus, et brûle les tissus pour former de l'acide carbonique, de l'eau, de l'urée.

La respiration prend le gaz nécessaire aux actes nutritifs qui réparent la déperdition graduelle de chaque jour. Sans les aliments, nos corps combustibles brûleraient et se consumeraient.

L'air expiré, l'urine, les fèces, la sueur entraînent au dehors tout ce qui n'est pas détruit par l'usage.

Les comparaisons de l'état sauvage à la condition

civilisée sont futiles, ridicules même, en ce sens qu'on est né dans un milieu qu'il a fallu accepter et qu'on n'a pas choisi.

L'appareil urinaire et les muqueuses digestives ont leur rapports nécessaires qui dérivent de leurs fonctions, la formation des excréments solides et celle liquide n'ont absolument rien de commun l'une avec l'autre.

Plus un aliment se dissout parfaitement dans le suc gastrique, moins il reste de matériaux pour former les excréments solides, plus la digestion est complète. C'est l'appareil urinaire qui expulse les principes liquides et solides dont les matériaux usés de la nutrition ou de la constitution de nos organes sont revenus à l'état de composés liquides et cristallisables.

Les matières fécales impropres à la nutrition ne peuvent se changer en parties constituantes et sont rejetées comme résidus lourds.

CŒUR, FOIE, CÆCUM.

Ces organes forment un triangle intéressant du rôle que joue la goutte.

Le *cœur* est le principal organe de la circulation. Le pouls, loin de se ralentir chez les vieillards, prend de la fréquence. Le sang, qui est poussé par le cœur dans les artères, est rappelé à cet organe par les veines, pour en repartir de nouveau.

Les belles recherches de M. Serres tendent à

montrer dans le *foie* le régulateur de tous les viscères thoraciques et abdominaux.

L'embryogénie nous a appris que l'évolution de chaque viscère est influencée par l'évolution des viscères qui l'ont précédé, de sorte qu'un organe dominateur étant déplacé, la transposition de tous les organes subordonnés s'ensuit nécessairement.

L'appareil vermiculaire part du *cæcum* pour former un canal allongé, cylindrique, fermé à son extrémité, sécrétant à sa face interne et déversant dans le cæcum son produit de sécrétion ; cette disposition est absolument en grand la même que celle d'une glande, avec cette seule différence que sa paroi contient à son retour des glandes de toute espèce.

Lorsque l'appendice vermiculaire sécrète, il sécrète ordinairement une masse muqueuse. Lorsque la sécrétion s'accumule dans son canal, il se dilate peu à peu et le simple cylindre finit par se transformer en une poche arrondie ; en même temps l'orifice peut être simplement rétréci ou oblitéré ; c'est ordinairement par suite d'une inflammation de la paroi ou des parties voisines.

C'est le mouvement vermiculaire qui fait évacuer les excréments de haut en bas.

Dans le cæcum, la plupart du temps, on trouve des *kystes muqueux* dans les atrésies congénitales, souvent nombreuses des intestins, où les différentes parties étranglées se dilatent et forment de grandes cavités remplies de mucus. Le kyste ainsi formé est entièrement rempli au début par du mucus filant, vitreux, qui est aussi compacte que le bouchon muqueux, si connu, qui se trouve dans le col utérin des femmes enceintes. La consistance compacte du mucus peut aisément dans ce cas faire croire à l'existence d'une tumeur solide, qui appartiendrait à la catégorie des colloïdes ; seulement il ne s'agit de rien autre que d'un simple kyste muqueux, qui dérive de la dilatation et de l'oblitération partielle de l'appendice vermiculaire.

Aucune humeur ne donne une telle proportion de principes cristallisables que celle formée par le *foie biliaire* lui-même.

Dans certains cas morbides, la cholestérine se sépare de la bile, elle cristalise, et chaque cristal se soude à d'autres cristaux pour former des calculs. Aussi doit-on s'attacher à conjurer le séjour de la fluxion rhumatismale sur la séreuse cardiaque ; l'élément inflammatoire dans la goutte ne saurait être trop prévu.

On administrera à l'intérieur des évacuants qui sollicitent le flux intestinal, soit du côté de l'estomac, soit du côté du duodénum et des glandes annexes.

SANG, SAIGNÉE, SANGSUES.

Laissez-moi maintenant vous donner à la française, c'est-à-dire clairement, une idée à peu près exacte de cet informe chaos de diagnostics obscurs,

se contredisant, se détruisant les uns les autres
par des rédactions amphibologiques.

Comment naît l'homme? d'une goutte de sang;
cette goutte de sang devient embryon, puis fœtus
et enfin enfant.

Elle est, donc elle doit être.

Le sang a une qualité ou un défaut qu'on tien
de sa famille.

Le sang c'est de la nutrition convertie.

Le sang subit des modifications, suivant la per-
fection des organes par où il circule, en commençant par les premiers, pour finir par les derniers.

L'âge, le sexe, les conditions de l'alimentation et
les influences de la santé et de la maladie, apportent
certains changements dans la portion relative des
nombreux composés chimiques qui concourent à
le former.

Le sang pourrait être défini un organe mobile,
visitant incessamment tous les autres, parce que
tous ont besoin de son puissant secours pour vivre
et accomplir leurs fonctions. Sa fluidité pouvait
seule lui permettre d'atteindre ce but.

Le *cœur* et les vaisseaux sont remplis de sang.

Le sang trouve lui-même dans les produits de la
digestion le moyen de réparer ses pertes, et dans
la respiration ou dans l'urination, celui de se débarrasser en partie de la portion de ses principes
que l'activité vitale a altérés.

Le sang, dans sa composition, est très-facilement
altérable, diverses substances peuvent s'y mêler

accidentellement, des principes albuminoïdes, des matières grasses, du glycose, des matières sucrées, des matières salines, bilieuses, des matières coagulées, cristallisées, peuvent circuler dans le sang.

La décoloration sanguine s'opère avec l'âge.

Le sang *couenneux*, dans le rhumatisme fébrile, a été remarqué plus que dans toute autre maladie; ce phénomène a moins de valeur qu'on lui en suppose, et ne doit pas être un prétexte pour tirer du sang. Les saignées, répétées, donneraient jusqu'à la dernière goutte le même type couenneux.

La goutte occasionne une irritation des vaisseaux sanguins, par conséquent cette altération des vaisseaux sanguins enflammés se reproduit dans tout l'organisme.

Lorsque le *sérum* privé de son alcalinité est entraîné dans le courant sanguin, son épaississement cause des *embolies*.

Fréquemment, dans l'état morbide, la décomposition s'accomplit dans les humeurs au moment de la sécrétion qui les élimine du sang, et alors il y a séparation d'acides et, d'autre part, coagulation, quelquefois cristallisation, concrétion ou pus.

L'absence d'alcalinité du sang est un caractère morbide, une cause de la maladie goutteuse; lorsque les sécrétions en éliminent trop, le liquide sanguin en est dépourvu par décomposition désassimilatrice.

La présence des alcalins, du sucre, du fer, etc., dans le sang, est l'état normal de la condition de

la santé, leur insuffisance, une condition de maladie.

Tous les principes qui pénètrent dans le sang
après la digestion subissent une série de changements par hydratation, dédoublement, isomérisme,
se succédant de telle façon que les éléments qui les
composent peuvent , sans s'éliminer immédiatement, faire partie successivement de combinaisons
variées.

A l'origine de la goutte, on trouve, comme cause
première, une affection du cœur se rattachant à
une diathèse inflammatoire. Or, toutes les diathèses affaiblissent la force de l'organisme, en modifiant l'acte physiologique de la nutrition élémentaire, en attaquant l'appareil qui conduit dans
toutes les parties du corps le liquide où l'assimilation puise les principes généraux.

La gêne plus ou moins considérable de la circulation du sang dans les cavités du cœur coïncide
avec un rétrécissement des orifices valvulaires.

Les causes les plus ordinaires sont leur épaississement, leur induration, leur transformation fibro-
cartilagineuse osseuse ou pétrée.

Le sang, dans son état normal, révèle des globules rouges et des globules blancs, des corpus-
cules variables en nombre et en dimensions, globules de graisse, globules de pigment, etc.

L'équilibre entre les globules rouges et les globules blancs varie avec l'état pathologique, les globules rouges sont supérieurs en nombre en l'état

de santé, les globules blancs augmentent par l'effet de l'abstinence, de l'âge avancé, de maladie, d'excès; de là vient la décoloration des tissus et des organes.

Les causes de mort subite les plus fréquentes, sont celles qui dépendent des lésions des valvules aortiques.

L'hypothèse de saigner pour produire une dérivation, et par suite sur la possibilité d'une révulsion, est fausse. Toute perte de sang est à l'avantage de la maladie et au détriment des malades à qui on doit laisser toutes les forces dont ils sont doués; saigner après le coup porté par la congestion est intempestif.

La potasse, les carbonates, phosphates et sulfates alcalins, empêchent ou retardent les inflammations qui écartent les tissus, tiraillent les nerfs, etc. Si le sang consent à s'*alcaliser*, il finit ordinairement par triompher de l'idiosyncrasie, qui varie suivant les individualités.

Lorsqu'il se produit outre mesure du sang, ce qui est dû à l'alcalinité que l'alimentation introduit dans l'organisme, en quantité plus ou moins considérable, on dit de ces individus doués de cet acte assimilatif ou nutritif que *tout se tourne en sang*, comme on dit de ceux dont l'altération du sang forme des globules de pus, que *tout se tourne en humeur*.

Suivant beaucoup d'auteurs, le sang est de la chair coulante, ils croient ainsi avoir défini le sang.

Or, il n'y a pas de plus fausse définition que celle-là ; attendu que le sang est aussi bien de l'urine ou de la bile coulante, etc.

Ce n'est pas par un mot plus ou moins fantaisiste qu'on définit une humeur, un solide ou quelque autre partie du corps que ce soit.

Pour la particularité relative à la grande facilité sanguine. Ces personnages mangent-ils plus que beaucoup d'autres? Non.

Il est difficile de se faire une idée de la puissance hématosique de ces pléthoriques, qui n'ont aucune plénitude excessive d'humeurs. L'excellence de leur santé est à chaque instant troublée par des accidents que l'on ne saurait appeler des maladies; souvent il y a insuffisance de l'exsudation nasale, sudorifique, constipation, etc. Ces tempéraments sanguins ne sont pas assez distinctifs, mais ils sont plus disposés à l'œuvre goutteuse que d'autres.

Une femme à l'époque de sa vie a des hémorrhagies utérines, elle rend le sang en nature. Un homme a des troubles pléthoriques locaux ou généraux, il importe à n'en pas douter de ne pas tirer du sang.

Dans le rhumatisme goutteux, point d'effusion sanguine, *conservons le précieux sang.* Qui n'a pas sa mode, son engouement? Dans le siècle dernier les praticiens mettaient tout le savoir médical dans l'art de poser des sangsues ou de procurer de copieuses saignées.

La médication antiphlogistique portée à un haut

degré, dote d'anémie les individus en empirant leurs affections mal interprétées. Un sang pur est la condition capitale de l'accomplissement des fonctions. Dès que le sang est profondément altéré, soit dans les éléments qui le constituent, soit par l'adjonction de quelques principes toxiques ou septiques, il s'ensuit des troubles dans la nutrition des tissus et dans les fonctions des organes.

On sait que le sang est de l'herbe, qu'il est composé de soude mêlée à l'urine de l'animal qui l'a paturée. Nous savons en plus que le sang est un liquide qui parti du cœur remplit les artères, passe par les capillaires, puis par les veines pour rentrer dans le premier.

Ce que la science n'a pu encore définir, c'est la nature des composés coagulables du sang, ni être fixée sur les urées, les urates, la sueur, etc.

EXCÉDANT DE LA RECETTE SUR LA DÉPENSE.

Si l'on installait un homme sur le plateau d'une balance, la balance ne cesserait d'osciller jour et nuit, ce qui équivaut à dire que, contrairement à une opinion assez répandue, le poids de l'homme varie en quelque sorte à chaque instant. Il n'est plus à midi ce qu'il était à six heures du matin, ni à trois heures du soir ce qu'il est à minuit.

Les échanges que fait sans cesse le corps humain avec le monde extérieur le constituent tantôt en perte, tantôt en gain ; la comptabilité du corps est assez complexe. Nous absorbons, mais nous perdons de même inégalement. La dépense et la recette variant continuellement, il est tout simple que la balance qui traduit à nos yeux le résultat oscille à chaque instant dans un sens ou dans l'autre.

L'usage de la balance en médecine devrait se répandre, il nous indiquerait les circonstances météorologiques. Nous aurions le poids de saison en saison, du beau par le mauvais temps. Nous ne pesons pas du tout le même poids en hiver qu'en été. On s'imagine généralement que les chaleurs de la saison chaude font maigrir et que la nourriture étant plus substantielle l'hiver fait engraisser. Cette opinion est erronée. En hiver, il faut chauffer l'organisme, manger plus; mais en revanche on dépense davantage pour maintenir la température du corps à un degré normal ; on boit moins et, finalement, les pertes l'emportent sur le gain ; on maigrit.

On mange moins pendant les grandes chaleurs que pendant les froids, et l'on transpire davantage, double raison pour prendre du poids, mais on dépense très-peu pour maintenir la chaleur du corps. Nous brûlons fort peu de combustibles, nous gagnons plus que nous ne brûlons ; en outre, on boit beaucoup et par un phénomène encore assez obscur, les liquides introduits dans l'organisme ont la propriété curieuse de pousser au développement du tissu adipeux.

Nous engraissons si, toutes choses égales d'ailleurs

nous brûlons moins de la substance ingérée ; or, la fumée du corps humain peut lever tous les doutes à cet égard. Si notre cheminée lance dans l'air moins d'acide carbonique et d'eau, c'est que le foyer intérieur est moins actif en été.

L'acide carbonique exhalé par la bouche dans l'acte de la respiration est notre critérium. On a trouvé que la quantité d'acide carbonique exhalé varie régulièrement suivant les saisons.

TRAITEMENTS RECONSTITUANTS

Une *bonne constitution* est celle où tous les viscères, tous les systèmes, tous les appareils, également développés et doués d'une égale énergie, remplissent leurs fonctions avec aisance et activité.

Une *mauvaise constitution* est le défaut de la régularité plus ou moins parfait avec laquelle ses fonctions s'exécutent et causent des maladies. Le degré d'activité des divers organes varie aux principales époques de la vie. Dans l'enfance, le cerveau et la tête se développent plus que les autres parties du corps. Dans l'adolescence, l'activité dominante se manifeste dans la poitrine et les organes sexuels. Enfin dans l'âge viril ce sont les organes de l'abdomen qui jouent le principal rôle.

L'expérience nous a prouvé qu'à l'époque où un organe manifeste un degré d'activité supérieur à celui des autres parties du corps, cet organe de-

vient par cela plus susceptible aux impressions nuisibles de tous genres, et est plus sujet à devenir le
siége de maladies diverses. Par conséquent les maladies de la tête se manifesteront souvent dans
l'enfance, les maladies de poitrine seront propres à
l'adolescence, et l'âge viril sera susceptible aux
diverses affections des organes de l'abdomen. D'où
la conclusion que nous ne devons pas être surpris
de voir la goutte se manifester à l'âge viril par des
dérangements et s'établir dans les organes de l'abdomen.

L'âge viril présente quelques particularités qui
constitueraient la lésion goutteuse.

L'accroissement de l'organisme entièrement
achevé, l'emploi du sang au renouvellement de la
subtance organique se font moins rapidement, les
sécrétions et les excrétions manifestent moins d'activité, séjournent plus longtemps dans leurs glandes,
d'où il résulte un épaississement dans l'équilibre
des humeurs.

En général la goutte manifeste une affinité avec
les organes et tissus membraneux, probablement
parce que ces tissus sont essentiellement sécrétoires
et excrétoires; aussi lorsque les évacuations ne sont
pas suffisantes elles entretiennent une irritation ou
phlegmasie goutteuse, et finalement diverses dégénérescences peuvent en être la suite.

Non, la goutte, à ce point de vue, n'est pas une
maladie *incurable* parce qu'il serait contradictoire
à la loi de la nature, au principe de toute vie et de

toute maladie, lorsqu'il n'existe pas de réaction vicieuse par des influences extérieures.

Lorsque la force vitale de l'organisme ne reçoit pas des impressions d'une nature étrangère et opposée à la sienne, elle suit l'harmonie dans l'état que nous appelons la *santé*.

L'homme doit rechercher dans un traitement reconstituant des ressources pour se préserver des maux qui menacent son existence et sa santé.

L'alimentation est un de ces besoins impérieux qu'il importe surtout de chercher à mettre dans les meilleures conditions; car c'est le point de départ des forces physiques, très-puissantes pour soutenir les forces morales; donc, l'homme doit songer avant tout à favoriser l'accomplissement du phénomène naturel de la nutrition, en se plaçant à tous égards dans les meilleures conditions pour le réaliser.

L'homme malade, s'il se repose, que fera-t-il quand il sera mort? L'abstention est la négation de la vie.

Par un exercice sage et régulier on active soi-même l'inertie de son organisme, les sécrétions en subissent un accroissement notable, mais qui varie à son tour en vertu de la loi de compensation qui règle leur action. Les contractions musculaires violentes ont pour effet d'augmenter la proportion d'acide urique.

En travaillant ou en marchant, lorsqu'un muscle se contracte un certain nombre de fois dans un temps donné, le sang y afflue plus abondamment, et y détermine un gonflement, une fluxion qui bientôt donne lieu à un engourdissement réel, c'est la lassitude. Il est temps de s'arrêter, notre sensibilité nous en prévient ; faute de repos, cette fluxion sera bientôt congestion, et de celle-ci à l'inflammation il n'y a qu'un pas à faire.

Voici l'état que constitue l'organisation goutteuse dans un développement vital, avant sa phase ascensionnelle.

L'élément du rhumatisme goutteux existe souvent dans les produits pathologiques exagérés ou viciés.

Quoique cette affection soit intime ou personnelle, on peut considérer un organisme goutteux comme apte à des congestions, à des épanchements, et dans les voies digestives, dans les articulations, gonflement, acrimonie, abondance d'humeur bilieuse, ou *pleurodinie*, etc. ; mais sur la même ligne il existe des relations sympathiques et symptomatiques.

Une fois le rhumatisme reconnu, le croyant au-dessus des ressources de l'art, des praticiens se sont bien gardés de tenter de lui opposer une médication active ; la diète, le lait, les loochs, la mauve sucrée, les gommes, etc., conduisaient doucement les malades au tombeau, quand ils étaient assez heureux pour échapper aux sétons, cautères et saignées, moyens aussi inutiles que barbares, et toujours inefficaces dans cette terrible affection ; on écarte la maladie dans des proportions infimes afin de préserver le sujet de son invasion par une sorte d'avortement.

Chez les vieillards, le lait, quoique nutritif et non excitant, est nuisible; chez les jeunes gens, le régime lacté est bon tant que les malades le suivent régulièrement, mais du moment qu'ils s'en écartent un peu, et qu'ils reviennent au régime commun, quelque modeste qu'il soit, l'affection assoupie reparaît avec plus de fureur.

Pour bien connaître les effets d'un médicament, il faut l'observer sur un sujet jouissant d'une parfaite santé. Or, si nous nous rappelons ce que nous avons défini des agents thérapeutiques, qu'il n'y a pas à donner de l'énergie aux fonctions d'un homme qui n'en manque pas, et que les toniques merveilleux, héroïques, dépendent des forces assimilatrices d'un sujet affaibli, protégé par des latitudes d'absorption, ou chez qui le sang n'a perdu qu'une partie de ses éléments réparateurs.

Il est des manies raisonnantes qui poussent invinciblement à des débats fort stériles, d'ailleurs, et dont il n'est guère facile de tirer une conclusion logique.

Il faut reconnaître que les préparations reconstituantes ne vont pas à volonté remplacer ou fournir l'un des matériaux dont l'organisme est appauvri, mais sous leur influence les globules sanguins, par une stimulation puissante exercée sur les grandes fonctions, l'organisme alors restauré retrouve son énergie végétative.

La médication chalybée est un spécifique très-généreux (*vin chalybé*).

Entre l'aliment et la matière animale fixe, il y a plusieurs séries d'organes destinés à imprimer aux substances alibiles une suite de modifications qui, les rapprochant de plus en plus de la nature des matériaux qu'ils doivent former ou entretenir, ou remplacer les matières très-diverses qui constituent le corps humain. Ce sont les viscères qui sont les agents assimilateurs et désassimilateurs, et qui ne font pas autre chose que de préparer, par des moyens différents, les mouvements nécessaires au transport et à la circulation qui en assure l'ensemble, la régularité des opérations de la vie organique cachée, qui se passe à l'intérieur.

La goutte est parfois provoquée par l'atonie des viscères ou par l'augmentation de volume d'un organe rudimentaire; il y a frottement et amoindrissement d'un organe voisin, d'où non-circulation.

Dans les maladies humorales, la diète est indiquée tant que les forces altérantes de l'économie ont à exécuter un travail pathologique nécessaire aux affections aiguës. Dans la goutte, où les nerfs sont influencés par cette affection qui les taquine, comme hygiène, il ne faut donner à l'estomac que la quantité exacte des aliments qu'il peut digérer; *sobriété* dans le boire et le manger, sobriété dans les occupations de l'esprit et du cœur, sobriété dans les rares plaisirs qui sont encore permis aux goutteux; sobriété en toutes choses.

Pour qui va au fond des choses maladives expérimentalement, la grande déroute des traitements reconstituants laisse debout et intact cette vérité : à savoir, qu'il y a une cause objective qui s'impose par sa volonté à leur force légitime de substitution. En d'autres termes, de chasser le mal et de rappeler la santé.

Le secours de diverses substances médicamenteuses tirées des règnes animal, végétal et minéral, me paraît évident par leur action sur nos organes pour augmenter ou modérer leur activité.

Les sciences de tout genre se portent aujourd'hui à l'étude de la nature intérieure et du monde matériel. On doit accepter un bienfait d'où qu'il vienne, et savoir gré à ceux qui, s'ils n'en ont pas été spontanément les auteurs, en sont les promoteurs intelligents. En voici le résumé : Toutes les boissons qui ont pour base l'alcool, accélèrent momentanément les mouvements du cœur, et, par suite, la circulation générale ; elles disposent les tissus à l'inflammation, donnent naissance aux maladies de l'estomac et des intestins ; à celles des reins, de la vessie et du cerveau.

Cependant, il est des symptômes généraux qui se rattachent à toutes les maladies sérieuses dont l'essence primitive et occulte échappe à nos investigations ; l'on se demande : sont-ils putrides, sont-ils animalisés ? Est-ce le sang ? D'où vient cette plus grande quantité de sang ? Naturellement des organes intérieurs, et en particulier de l'estomac.

Ceux-là digéreront facilement la viande, ceux-ci la digéreront moins bien.

La conformation anatomique du tube digestif de l'homme n'est point exclusivement carnivore, de même purement végétale.

L'association de la viande aux fécules, aux légumes et aux fruits est le mode d'alimentation le plus favorable à une bonne nutrition et à une parfaite assimilation. Si l'estomac ne digère pas, toutes bonnes choses deviennent mauvaises.

La condition de la réhabilitation des fonctions végétatives, c'est de créer un sang riche et agir en sorte que la puissance vitale soit toute employée à le faire servir aux actes de la nutrition.

Lorsque la digestion ne s'effectue pas d'une façon à peu près normale, c'est qu'il y a des influences qui modifient les sécrétions stomacales, la sécrétion du suc gastrique est augmentée par un stimulus excessif ou diminuée par l'insuffisance d'un stimulus. Alors il n'y a qu'un moyen extramédical qui puisse rendre aux muscles et au système nerveux la capacité qu'ils ont perdue, ce moyen, c'est le repos. Il arrive ici ce qui arrive pour d'autres appareils, l'exagération de l'excitation conduit à l'impuissance. Les médecins se sont presque mis d'accord sur le régime qui convient le mieux aux goutteux qui, en général, sont passionnés pour ce qui leur est défendu.

La constitution normale du sang est la condition de l'accomplissement de tous les actes de la nutrition interstitielle, et une bonne nutrition est la condition de l'accomplissement des fonctions départies à chaque organe. Or, le sang se renouvelle à l'aide de l'alimentation, et, dès que les éléments de la constitution du sang viennent à faire défaut, il devient nécessaire que tous les actes nutritifs s'exercent exclusivement sur la matière vivante et organique. Le diétique vivra donc aux dépens de sa propre substance, et comme il ne trouvera pas en lui-même tous les matériaux de la restauration ni de bonnes conditions, le sang prendra immédiatement des qualités défectueuses et s'altérera dans sa composition intime. Ainsi s'établira la désorganisation du sang et des tissus, puis les fonctions troublées se dissocieront, jusqu'à ce que la mort vienne mettre un terme à cette destruction graduelle de l'économie. On a besoin d'une drogue étrangère au corps humain pour expulser un corps étranger qui s'y est introduit; de la mesure de la rectification dépendent assurément les épreuves qu'ils auront à traverser et les efforts de chacun d'eux à résister, car l'organisme ne se répare que dans la mesure des ressources qu'il possède, suivant les formes des organes, les uns supportent, les autres succombent.

La prédisposition aux altérations se produit dans l'économie avec plus ou moins de constance à des degrés divers, et il y a toujours un organe qui succombe le premier, en supprimant la *flexion*, d'où résulte une manière de finir pour l'être humain avec un lourd bagage d'infirmités et qu'il n'ait plus qu'à chanter : *Creusons la fosse où la douleur s'endort.*

On distingue deux natures d'estomac : les uns doués d'irritabilité ne peuvent, sous aucun prétexte, user de stimulants ; les autres, lymphatiques ayant les organes digestifs froids, et faits pour supporter les toniques. Les substances les plus nutritives sont celles qui parcourent le plus lentement les organes digestifs. On sait aujourd'hui ou l'on saura demain qu'un homme plein des illusions reçues par les mœurs ayant cours, dont l'éducation n'a pas été fournie de notions thérapeutiques, a les inconvénients et un certain degré d'aveuglement de tous les partis pris dans la tradition des préjugés tolérés. Arrivé homme mûr il ne dépense plus autant de matériaux pour l'entretien de sa vie, doué d'une bonne constitution il n'a pu envisager avec prévention la maladie, même on n'admet les imperfections dont on est atteint qu'avec un certain dépit intérieur et une contrariété mal dissimulée, il faut raisonner avec philanthropie.

La goutte tellement quellement établie, l'organisme n'existe plus dans la plénitude de ses fonctions, les fonctions sont donc à rétablir par un traitement reconstituant, naturellement, puisque toute création débute par un antagonisme et que par la destruction de la goutte nous nous trouverons reportés au commencement harmonique du rapport fonctionnel qui faisait seule notre santé.

Quel sera ou quels seront les antagonismes du rhumatisme goutteux? En réalité, l'importance des agents résulte beaucoup plus de ce qu'ils sous-entendent que ce qu'ils expriment. Les congénères de la goutte sont les toniques ainsi que les stimulants; ils provoquent le mouvement goutteux et agissent avec lui.

Les antagonistes de la goutte sont les antiphlo-gistiques et les fluidifiants qui tendent à diminuer l'énergie des organes, et particulièrement celle des muscles.

Les *fluidifiants* transforment les produits de la goutte en liquides ou en aériformes qui se meuvent facilement et se séparent, aussi par cela s'opposent aux effets locaux stationnaires qui maintiennent la phlogose en équilibre, l'empêchant d'être entraînée au dehors.

Les antidotes les plus fluidifiants sont les alcalins qui dissolvent les matières goutteuses amalgamées.

Quand l'organisme consent à l'action physiologique des alcalins, il marche vers la guérison de la goutte avec l'aide des purgatifs. Quant aux toniques astringents, s'il y a débilité, on doit en être sobre, parce que la sédation de la goutte peut être pernicieuse; il en de même des acides. Les plantes languissantes et étiolées, arrosées avec du sulfate de fer, verdissent et reprennent vigueur.

Le phosphate de fer a la propriété des ferrugineux, de restaurer les globules sanguins et du phosphore pour consolider les os ramollis, avec l'intervention de l'organisme.

Le pyrophosphate de fer citro-ammoniacal est tonique, réparateur. *Le sang est le calmant des nerfs*, pauvreté du sang, accidents nerveux. Les sels de fer et de manganèse existent dans le sang humain.

On a associé souvent le manganèse au fer que l'on donne à petites doses et d'une manière continue.

Le sulfate de manganèse purge la bile. Le quinquina, le quassia sont évidemment des toniques des tissus.

Les hommes de science ne se décident que bien rarement à rejeter à tout jamais ce qui, malgré quelques lacunes, présente un côté favorable. Ils s'efforcent de corriger les défauts et d'augmenter les propriétés substantives des *constituants* indispensables à l'accomplissement de leurs actes, d'où émanent des *produits* qui naissent par *métamorphose* des cellules embryonnaires.

En ce qui concerne le régime individuel, la principale règle à suivre est de vivre de la manière que notre expérience personnelle nous a indiquée comme la plus favorable à notre santé; il n'y a aucune raison de changer ses habitudes d'existence, ni de recourir à un autre mode d'alimentation de celui des temps ordinaires, ou de prendre des médicaments préventifs sans avoir à constater des conditions de malaise. La loi du temps marche toujours et nous entraîne à notre insu à avoir recours à l'art médical, quand nous approchons de la vieillesse et que les phénomènes de maladies ne sont plus passagers et ne cèdent plus facilement.

Le traitement, pour que la relation fonctionnelle s'établisse, n'a pas de règle fixe, en apparence, les médications varient suivant le stimulus, le support du stimulus et la relation fonctionnelle.

Un reconstituant qui a rendu des services est l'*iodoforme* avant le repas pour diminuer l'emmagasinement de la graisse, favoriser la dénutrition, stimuler l'activité gastrique et les fonctions stomacales.

ÉCHANGE DE LA MATIÈRE.

Le monde savant connaît l'échange de la matière, naturellement, qui n'a éprouvé aucune altération ou état normal.

Sous ce titre, il ne s'agit pas de quelque chose qui ressemble à une description savante de transformations chimiques des aliments et des boissons, mais de comprendre une proposition importante, à savoir : opérer un changement lorsque le principe de la vie est affecté d'une espèce ou sous-espèce maladive.

Puisque le sang est l'ensemble de tous les éléments des tissus, la somme liquide de toutes les substances que renferment les organes solides de notre corps, son appauvrissement fait subir une dépression de force aux autres fonctions. Favoriser la digestion, c'est aider la sanguification.

Jusqu'ici on est rarement arrivé à reconstituer des substances organiques par la nourriture seule, même par des régimes très-différents ; le régime exclusivement carnivore donne lieu à une réplétion des tissus ; alors naissent des congestions sanguines du cerveau ou d'autres états pathologiques à la suite desquels l'homme déploie une activité moins profitable. L'abstinence amène la débilité et entrave le libre jeu des divers organes sécréteurs. Il n'est pas de règle qui ne devienne funeste quand on en exagère l'application.

Le vin, le sel de cuisine, le sucre, le poivre, la moutarde, la canelle, le cresson et le fromage augmentent la quantité du suc gastrique, et, par conséquent, le sang offre un produit supérieur de développement des aliments, qui plus tard se déploie lui-même sous forme de tissus ; sans doute, de même l'emploi bien ordonné de la potasse, de l'iode, du fer et des eaux minérales ; les résultats de ces agents laissent à désirer contre beaucoup de maladies chroniques ; ce sont encore des fantômes qui souvent s'évanouissent au grand jour. Le temps est passé où l'on pouvait croire possible de séparer et unir à volonté les parties constituantes du sang avec certitude.

Prévenir autant que faire se peut l'altération du sang, et diriger l'élimination du principe rhumatismal goutteux est le but proposé par l'échange de la matière.

L'homme, organisé pour vivre en société, s'est

éloigné de la vie solitaire. La nature a voulu, par
un décret singulier, qu'il ne pût rester ni silen-
cieux, ni immobile, que ses nerfs aient le besoin,
la nécessité d'agir, comme son sang de circuler ;
ces nerfs sont construits de manière que si le
fluide de sensibilité est en surabondance, son évacuation, sa sécrétion deviennent aussi nécessaires
qu'est forcée l'évacuation d'un excès de sang ou de
sucs alimentaires.

Les excrétions de l'animal nourrissent la plante.
La plante vit de substances inorganiques et fait
passer l'air et la terre à l'état organique pour
l'homme, qui a besoin d'une nourriture organique.

Le sang de l'homme ne pourrait se développer
si la terre ne lui fournissait le fer, la potasse, et si
la plante ne les enlevait à la terre pour les lui
transmettre. La destruction sert de base à la re-
construction.

Il y a toujours comme une marée montante de
confiance qui survient assez ordinairement au
printemps ; les malades qui vivaient ou affectaient
de vivre dans des transes continuelles respirent le
calme et la sécurité. On ne peut rester somnam-
bule comme en hiver, et l'on montre un étrange
mélange de témérité pour voyager et de timidité
dans ses fins et moyens de rétablir sa santé.

Voyager est un exercice corporel qui a une action complémentaire utile à la coction et à l'entretien de forces, de la chaleur et de la digestion. La
répartition de la chaleur terrestre présente, avec

celle de la chaleur animale, une parfaite ressemblance : même tendance de part et d'autre au refroidissement des points qui s'éloignent des régions
du centre, même transport du calorique par la
circulation des liquides échauffés.

Pour la *terre* et ses habitants, c'est dans le repos
et à minuit qu'il se produit moins de chaleur. La
température suit le mouvement de la matière. Le
maximum de la chaleur se montre dans le corps
humain à onze heures du matin.

La lumière, la chaleur, l'électricité, la pression
de l'air, se montrent à nous comme des états de la
matière qui produisent avec puissance des mouvements et, par suite, des déplacements matériels.

Le manque d'exercice conduit à l'*étiologie*. Une
vie opulente, largement consacrée aux plaisirs des
sens, aux jouissances de la table, la vie sédentaire,
les contentions d'esprit causent un état de faiblesse
et d'exubérance.

Toute méthode curative peut avoir pour point de
départ l'exercice, puisqu'on digère autant avec les
jambes qu'avec son estomac, rien n'est utile
comme l'exercice modéré ; en tout l'exagération
est nuisible, surtout lorsqu'il y a *prédisposition
goutteuse*. Toute action vitale imprimant une cause
suffisamment énergique, selon son impression sur
les nerfs, de sensibilité générale, provoquera en
toute saison un accès.

Les divers tempéraments demandent des modifications variables dans la durée ou le genre des

exercices : le tempérament sanguin veut des exercices modérés, puisqu'il a une tendance à une affection inflammatoire ou organique du cœur. Le tempérament nerveux doit être dompté et régularisé dans ses actes par la fatigue ; au tempérament lymphatique il faut un mouvement stimulé.

On peut mesurer l'activité du corps par la quantité de matières excrémentitielles qu'il rejette. Chaque individu échange la matière avec une vitesse différente.

L'organisme vivant répand sans cesse autour de lui des matériaux de décomposition organique, il s'enveloppe d'un invisible milieu qui se forme et se renouvelle des émanations de sa propre substance. Ces matériaux, l'économie ne les rejette que parce qu'ils sont devenus impropres à la conservation, et à cause de troubles graves s'ils n'abandonnent les milieux où ils exercent sur l'économie animale une influence plus ou moins pernicieuse. Tels sont le rhumatisme, la goutte et la gravelle, qui sont *une sécrétion de la matière.*

L'*échange* de la *matière* est l'*équivalent* le plus actif à opposer à la goutte, sa moindre puissance est de mettre un terme à son excès par ses réactions diverses ; ce traitement présente toujours une innocuité relative aux désordres des phénomènes dits d'endosmose et d'exosmose hygrométriques.

Nous avons l'équivalence des sels, des sédiments rhumatismaux, goutteux et graveleux qui, suivant les influences atmosphériques, passent comme elles

des divers degrés de l'état humide à l'état solide
ou de cristallisation.

Si la loi de l'équivalent goutteux nous était connue, nous forcerions les actes de la vie à s'accomplir régulièrement ; exactement comme le chimiste
voit la réaction s'opérer inévitablement dès qu'il
connaît les conditions de cette réaction.

Avant tout il faut chercher par des moyens
hygiéniques à régulariser ses fonctions, si cet équivalent passif est insuffisant on passe à un plus
actif.

La thérapeutique de notre temps, il faut le dire,
a pris jusqu'à un certain point le caractère d'impatience du résultat ; une connaissance plus complète des médicaments antiphlogistiques a restreint l'emploi des émissions sanguines contre les
affections phlogistiques.

On dit aux champs qu'il est bon d'extirper le
bois mort des arbres, il nuit à la sève des branches
vivantes, puis encore d'opérer un bourgeon gour-
mand, afin qu'il y ait égalité entre les forces réno-
vatrices.

La taille humaine s'opère avec des caustiques ;
contre les inflammations le caustique cause une inflammation *substitutive* qui est l'aboutissant d'une
réaction salutaire.

Rendre aux organes la plénitude de leurs fonctions, accélérer la circulation, déterminer l'expulsion des anciens matériaux, de cette matière s'or-
ganisera, avec une matière toujours nouvelle,

des éléments toujours nouveaux, à la place des fibres nerveuses, des cellules du cartilage, des fibres musculaires, des lamelles osseuses en voie de destruction.

Les hémorrhoïdes, la couperose ou un teint couperosé, ont une tendance rhumatismale, mais elles en diffèrent par une affinité particulière qui est l'atonie des tissus fibreux relâchés susceptibles à sérosité, au boursouflement fongueux ; arrêtez leur écoulement, vous faites agir les causes goutteuses.

Que de gens goutteux regrettent leur migraine d'autrefois.

Jamais on n'a vu à aucune époque l'humanité entière si souffreteuse et si endolorie, d'une façon si mal définie, pour des maladies qui parcourent lentement leurs périodes ?

Ce qui a manqué jusqu'à ce jour, c'est une direction ingénieuse, qui, comprenant cette situation, conçoive, pour des circonstances exceptionnelles, un régime exceptionnel à la hauteur de sa mission, car les maladies chroniques échappent toujours au traitement qui leur est opposé.

Les actes du traitement pour l'*échange de composés opposés aux manifestations des maladies chroniques* s'étalent pertinemment à nos sensations, sans qu'il nous soit donné de les suivre dans toutes les profondeurs de leur parcours. Nous ne pouvons les suivre qu'en dernier ressort de la santé, de la vie et de la mort, les résultats seuls nous révèlent les actes accomplis. Tout ce qui concerne les fonctions et les transformations qui s'opèrent dans les organes vivants est encore plongé dans des ténèbres impénétrables.

La manière de procéder des corps organisés peut ressembler parfois à des opérations chimiques, comme les mouvements de machines perfectionnées ressemblent à des mouvements mécaniques ; mais ni les transformations des matériaux qui s'approprient ou s'ingèrent les formes vivantes, ni les mouvements qu'elles exécutent ne sont jamais ni chimiques ni mécaniques.

Les fonctions de la digestion, de l'assimilation, de la désassimilation, de la respiration des sécrétions et des excrétions, l'organisme seul en possède la réalisation, nous ne pouvons pénétrer au cœur de la *nature naturante*.

La sagesse humaine est manifestement limitée pour prévenir la formation des principes morbides, mais quand ces principes délétères ont envahi nos organes, cette sagesse consiste à sauvegarder les forces vitales.

L'action d'un traitement ne peut être autre chose que de favoriser le fonctionnement, par la progression naturelle, de l'assimilation des molécules vivifiantes et la désassimilation des molécules morbides que le mouvement circulatoire peut seul expulser. Cet acte est dévolu à l'échange de la matière dont le rôle est rénovateur.

Pour conduire à l'analogie d'un traitement, il faut considérer l'analogie des accès, des crises et la périodicité de la fièvre symptomatique comme tenant aux fonctions mêmes de la vie et inexplicables comme elle.

Exemple : le besoin de respirer, la faim, la défécation, le sommeil, les battements du cœur, la menstruation, le rôle du sperme, de l'ovule, etc., une foule d'actes physiologiques qui se manifestent à des époques dont la durée est plus ou moins longue.

La *période de guérison* par l'échange de la matière appartient au retour du système circulatoire moléculaire, qui, n'étant plus altéré par la goutte, a repris ses libres fonctions. Une fois que le mouvement d'évolution de la matière organique s'effectue, elle poursuit jusqu'à l'accomplissement entier de la transformation commencée et la guérison suit la fin de cette sélection ou de cette séparation de ce qui était nuisible à la santé.

De tous les animaux l'homme est celui qui a le plus la vie dure. Il résiste là où toute *bête crèverait*.

Les formules ne donnent à nos connaissances le sérieux et la certitude des maladies exactes que lorsque leurs termes reproduisent fidèlement les phénomènes flottants de la vie, elles échouent contre les difficultés intrinsèques qui s'opposent à l'application curative. La santé et la maladie relèvent de diverses sources juxtaposées par agrégation, agissant avec le mouvement moléculaire qui est le mouvement de la vie. Aussi ne sont-elles pas une mesure absolue pour des produits constants de la nutrition, ni pour le repos, ni pour le mouvement, elles ne regardent de rapport persévérant ni avec le jour, ni avec la nuit, ni avec l'été, ni avec l'hiver, ni avec l'âge, ni avec le sexe.

Et cependant ils dépendent de chacun de ces termes, d'après des lois fixes.

Tant que le monde physique ou le monde intellectuel prétendra s'isoler des sciences naturelles, en traçant des lignes de démarcation entre eux, et qui n'existent pas, il sera en controverse avec la nature.

Tout autour de nous roule dans un mouvement qui se communique constamment; ainsi l'homme est la résultante de ses aïeux, de sa nourrice, du lieu, du moment, de l'air et du temps, du son, de la lumière, de son régime et de son vêtement; sa volonté est la conséquence nécessaire de toutes ces causes, elle est liée à une loi de la nature civilisée.

Cette société d'hommes forts ou faibles forme une *souveraineté*, un *pouvoir* que nous ne pouvons apprécier dans ses manifestations, non moins que la marche des planètes et le sol sur lequel la plante croît.

L'homme se transforme en substances qui ne peuvent nourrir que les plantes, et il n'y a que les plantes qui puissent avec ces substances préparer les combinaisons qui servent à reconstruire les animaux et le corps des hommes. Jamais l'homme ne détruira les animaux, jamais l'animal ne détruira

entièrement les plantes, qui sont nécessaires à sa
substance.

Il y a des mystères insondables : affirmer que le
pouvoir nuisible de tout être a son antidote, que
tout poison a son contre-poison ; conclure que la
paix perpétuelle, comme le souverain bonheur, est
une chose hors de ce monde ; que la *guerre* est la
destinée terrestre de l'homme : *Dieu et mon épée*, ou,
comme a dit un sage : *sois un homme et non pas une
chose*, ainsi s'organise la conservation des êtres
vivants.

L'échange de la matière peut nous prouver que
l'œuvre de la régénération nous est relativement
sinon facile, du moins possible ; qu'elle dépend de
nous-mêmes; qu'elle est entre nos mains pour rétablir l'harmonie, comme chez la femme, des fonctions nécessaires, constantes : les sécrétions cutanées, rénales, hépatiques et autres liquides excrémentitiels, qui se font incessamment, et l'on comprend
que, pour exciter ces diverses sécrétions, le praticien ait quelquefois peu de chose à faire, puisque
l'économie y est toujours préparée. Il y a là une
aptitude fonctionnelle continue qui, pour être aug-
mentée, n'a besoin que de l'occasion la plus légère.

La nature, dans ses œuvres de création et de
production, opère par fluxion ou congestion.

L'acte de la génération est toujours accompagné
d'une fluxion très-remarquable. Dans les plantes,
les bourgeons sont le siége d'une congestion spéciale, lors du printemps,

Chez l'homme, les principales fonctions ne sau-
raient s'accomplir sans un afflux de sang considérable vers les organes. Ainsi, lors d'un travail intellectuel prolongé, le sang afflue vers la tête ; lors
de la mastication et de la digestion stomacale, l'a-
bondante sécrétion de la salive et du suc gastrique
ne peut se comprendre sans une fluxion conges-
tive des glandes salivaires et des glandes de l'estomac.

Il est des sujets qui ont une disposition persistante à faire du pus ; d'autres, au contraire, ont
une tendance naturelle à sécréter de la matière
plastique. Il y a donc bien manifestement, dans ces
deux causes, un état rudimentaire dans les organes.

Nombre de maladies persistantes ont pour cause
fondamentale, générale, la transmission dans le
corps de l'enfant d'une certaine quantité de la matière paternelle ou maternelle.

L'échange de la matière, en tant qu'objet de la
connaissance humaine, nous offre le spectacle d'un
enchaînement continu de mouvements matériels,
entraînant avec eux un perpétuel changement de
formes. Toute forme étant le résultat fugitif d'une
somme de mouvements, d'après le principe, que
force et matière ne sont qu'un ; de même que tout
n'est que transformations et transpositions incessantes, compensation perpétuelle.

Nous pouvons regarder l'activité physiologique
de la nutrition ou des échanges matériels, comme

étant cause fondamentale de l'adoption ou de la variation que l'organisme subit dans toutes ses parties, sous l'influence du monde extérieur, de l'eau, de l'atmosphère et de tous les phénomènes météorologiques que l'on désigne sous le mot *climat*.

L'effet galvanique que l'on ressent lorsque l'on se balance sur une corde développe de l'électricité; ce genre de locomotion est salutaire pour la santé.

L'étude de la médecine devrait procéder de la même manière que l'astronomie, qui est la première science naturelle qui se soit constituée, et qui a si largement préparé le développement des autres par sa méthode, basée à la fois sur les faits et le raisonnement pur ou mathématique.

Et, chose singulière! on entend à chaque instant quelqu'un se plaindre ou se louer des influences climatériques, sur ses dispositions physiques ou morales ; chacun fait remonter ses impressions du moment au plus ou moins d'influence solaire, au plus ou moins de vapeur nuageuse , à un courant d'air glacé ou brûlant. Il y a dans ces impressions plus d'exactitude qu'on se l'imagine, sans s'en rendre compte ; seulement on a tout confondu. L'harmonie d'un corps organisé est en communication constante avec les mouvements de tous les corps qui l'environnent.

L'être organisé existe dans un *milieu ambiant* dans lequel s'accomplissent les évolutions de tous les êtres, à la remorque du soleil qui, à son tour, entraîne les mouvements planétaires. Chaque planète comme l'homme fait probablement un échange moléculaire perpétuel dans ses évolutions, à travers le fluide dit *éthéré* dans lequel elle baigne, comme le corps de l'être organisé fait un échauge permanent avec les éléments du fluide ambiant dans lequel il se meut.

La nature est toujours en création, toujours en renouvellement.

La *terre* est un corps refroidi et matériel, laissant de côté les causes pathétiques ; on ne peut nier les propriétés élémentaires des végétaux, des minéraux et d'autres corps inorganiques. C'est la matière terreuse qui donne le pouvoir de créer les hommes avec les simples éléments de l'air, l'activité s'appelle la vie.

Le mouvement des éléments, la combinaison et la séparation, l'absorption et l'élimination, voilà le contenu de toute l'activité de la terre. Voici l'échelle de la substance étendue, divisible, susceptible de toutes sortes de formes, suivant cette génération, naître, entretenir sa conservation, d'une part, mais de l'autre part la loi est *usufruitière*, d'où destruction de la configuration du corps par l'effet de l'usure de la matière, ce qui est philosophale.

L'organisme est un et identique, mais il en est autrement pour sa conservation ; une personne a sa force, son mouvement plus ou moins perfectionnés pour la résistance, par sa faculté fonctionnelle. Enfin il n'y a pas collectivité de tempérament.

Pourquoi ne peut-on expliquer ce que c'est que la goutte? c'est que les causes générales donnent aux maladies des résultats variables, il y a tant de choses qui agissent ensemble.

Pourquoi ne peut-on expliquer l'art de guérir? Parce que raisonnablement on ne peut calculer avec exactitude la force individuelle sous la même action d'un traitement, combien d'albumine s'est transformée en tissus, combien de sels se sont condensés en eau, combien d'oxygène absorbé, combien s'est dissout d'acide carbonique, combien d'urée et de fèces ont été excrétées, etc.

La connaissance des constitutions du ciment humain nous fait défaut, cependant nous sommes forcés de reconnaître qu'il est un mode achevé, il en est de même pour l'alimentation.

La maladie et les remèdes sont des modes inachevés : offrant un champ illimité, rempli de faits imprévus, de nuances embarrassantes, d'affinités et de transformations innombrables.

Mais avant d'aller plus loin, j'emprunterai à M. Lorain la définition de l'enfant nouveau-né, qui est un mode achevé.

« L'enfant vient au monde pourvu d'appareils qui ne fonctionnent plus et d'appareils qui n'ont pas encore fonctionné. Il passe sans transition d'une vie à l'autre, et n'a point, comme d'autres animaux, un temps de repos et de recueillement physique pendant lequel s'opèrent le changement, la préparation de la vie nouvelle. Il est jeté violemment dans un milieu nouveau. Les premiers essais de ses organes, tenus jusque-là en réserve, sont efficaces ; du premier coup il respire, et toutes les autres inspirations dès lors ressembleront à la première ; sa première gorgée de liquide met aussitôt en jeu tous ses organes digestifs ; chaque organe répond à l'appel de la vie nouvelle et se montre fidèle au principe qui l'a créé.

« Mais il ne suffit pas au nouveau-né d'entrer en possession de ses organes, de les essayer, d'en faire jouer tous les ressorts et de vivre pleinement de la vie nouvelle ; il lui faut se débarrasser d'organes, naguère les seuls qui le fissent vivre, aujourd'hui inutiles.

« Le temps où les nouvelles fonctions s'accomplissent et où disparaissent les organes du passé, c'est la période de transition ou de métamorphose : le cordon ombilical tombe et la cicatrice ombilicale tend à se faire, l'épiderme se fend et tombe, les cheveux se renouvellent ; le méconium est expulsé ; les artères et la veine ombilicale s'oblitèrent, le trou de Botal se ferme.

« L'enfant nouveau-né est celui chez lequel s'accomplit ce travail de séparation, qui ne dure pas moins d'un mois. »

Je ne prétends pas expliquer par la doctrine vitaliste les conséquences qui découlent de la gestation d'une maladie, mais exposer succintement un enseignement contre les influences morbides qui s'introduisent dans notre organisme, si ces influences parcouraient les mêmes phases que celles de l'enfant entrant dans ce monde. Quelle longue série d'actes réparateurs pour conduire le goutteux à la guérison. En principe *toute gestation suppose une incubation.*

Les faits par lesquels se traduit dans l'économie générale une répartition vicieuse, varient suivant les lieux et les circonstances, mais toujours ils se résolvent par l'influence des causes productrices ; une absorption irritative passe dans l'intérieur d'un individu, résorption inflammatoire, alors il faut une action irritante pour l'en débarrasser.

Tel traitement qui, à l'origine de certaines maladies, a pu être bon, nécessaire, devient mauvais, dangereux même, lorsqu'il a subi l'épreuve du temps et lorsqu'il ne répond plus aux besoins spontanés, que les circonstances révèlent et qui demandent le passage d'un mode nouveau. Tout médicament échoue parce qu'on l'a immobilisé, parce qu'on n'a rien compris aux aspirations de l'affection, vers une évolution de transformations ou d'accidents que l'art peut suspendre ou réparer.

Ordinairement le temps nécessaire pour obtenir des amendements ou la guérison est en rapport avec *l'ancienneté* d'une maladie, je reviens sur cet avertissement pour prévenir bien des impatiences incrédules.

Les cas ou l'incurabilité est affirmative sont souvent contestables. Cette incurabilité, il est vrai, témoigne que l'affection est au-dessus des ressour-

ces de la nature, mais elle ne signifie pas que l'on
ne doit rien faire ni opposer à l'affection, les forces
de la nature , qui pour être toujours vaincues
n'en constituent pas moins des efforts de résistance
conservatrices.

Et pourquoi préjuger une incurabilité, alors
qu'une modification sera d'autant plus longtemps à
faire place à l'état normal, que la cause qui l'a déterminée aura pendant un long espace de temps
agi sur l'organisme.

L'hypothèse d'après laquelle on admet que les
globules colorés du sang de l'homme se renouvellent complétement en moins de 17 jours et qu'il
faut 30 jours pour donner au corps une composition nouvelle, ne peut s'accepter au point de vue
effectif d'un traitement qui n'opère pas par une
évolution de toutes pièces, par continuité d'un
point aboutissant à son extrémité réparant tout sur
son passage.

Dans le sang s'opère une organisation accélérée
deux à trois heures après le repas, les agents thérapeutiques agissent dans des délais identiques,
quelquefois plus ou moins longs suivant leur énergie ou les sympathies qui existent entre les organes et eux.

La *graisse* est une perfidie de la santé. Or la
science répond que : la graisse se développe aux
dépens de la fibre musculaire et de la fibre nerveuse, c'est-à-dire de la force. Elle aboutit à une
dégénérescence pernicieuse. Obésité ne veut que

repos, le moindre mouvement l'essouffle, l'abat, elle précipite la vieillesse. Les parties graisseuses sont rebelles à la guérison et imperméables aux actions thérapeutiques.

Les transformations chez l'homme suivent une série continue de changements graduels à chaque période de l'évolution des âges. Il semble qu'on aperçoive un travail préparatoire d'électisme expérimentant l'organisme.

La régénération, ce phénomène des plus remarquables, est en effet si singulier que, malgré son évidence, il est nié par tous ceux qui restent dans l'impossibilité de s'en rendre compte par l'observation directe, elle s'accomplit d'après certaines lois restées mal déterminées. Tous les tissus qui ont été détruits chez l'adulte sont susceptibles de régénération, bien que plus fragiles, il est vrai qu'ils sont plus sensibles à certaines influences, particulièrement au froid.

La faculté régénératrice, telle que l'enseigne la physiologie, est directe et sert à l'être qui la possède; c'est cet être qui se produit. Néanmoins il ne faut pas prendre dans un sens absolu cette image : la Nature confond l'esprit et ne dérobe jamais son secret, au moment où elle semble se livrer, il paraît insaisissable et c'est cependant le grand incompréhensible, d'où il faut partir pour tout comprendre.

Tous les éléments anatomiques dans cette régénération représentent exactement les mêmes phénomènes que ceux qu'ils avaient offerts chacun lors de leur genèse chez l'embryon.

On sait qu'aux cellules embryonnaires succèdent les noyaux embryoplastiques.

De la multiplication exagérée des éléments anatomiques résulte la *substitution* des éléments nés en excès, aux éléments normaux contigus qui s'atrophient. De là provient l'envahissement d'un tissu, d'un organe, qui, d'après cela, semble détruire, ronger ou éroder le premier, suivant le changement qu'éprouve un corps organisé lorsqu'il vient de passer sous l'empire d'influences autres que celles à lui habituelles.

L'*envahissement* a deux états variables : l'un est l'*hypergénèse*, l'autre *est catalytique* ; chez ce dernier, les phénomènes ont pour résultat des combinaisons : 1° un dédoublement ; 2° des fermentations.

Dans l'hypergénèse la maladie marche à l'*être*, elle acquiert la puissance génératrice et enfante des produits spéciaux à elle.

La *cause goutteuse* porte le désordre dans les tissus et aussi aux excrétions régulières, les molécules morbides entravent les molécules vivifiantes, par cela arrêtent le mouvement par lequel l'être se renouvelle sans cesse tout entier. C'est ce mouvement moléculaire que la science médicale, malgré ses recherches, n'a pu encore décrire comme accessible à l'action des médicaments connus, qu'elle n'a pu atteindre la plupart des affections chroniques résidant dans la texture même des tissus.

Pour la contagion goutteuse l'inoculation n'a pu être démontrée, seulement j'établis le parallèle qu'il est de mode de se faire revacciner tous les dix ans, pour *substituer*, par inoculation, la maladie préservatrice de la variole connue sous le nom de *vaccine*.

Or la base de la théorie de l'échange de la matière doit s'interpréter dépuratoire, c'est la *substitution médicale*, plus ou moins savamment combinée, propre à l'individualité pour son amendement et la conservation de son organisme.

Une saine doctrine serait une doctrine certaine, reposant sur une science positive. Or cette science n'existera en médecine que quand les mystères de la nutrition cesseront d'être un invincible obstacle à tous les progrès, car la nutrition est le secret de la génération permanente des êtres présents et à venir.

Toute maladie se manifeste par un désordre. Aucun désordre n'a une stabilité réelle, un état fixe. La goutte *erratique* est dans ce cas. La goutte *noueuse* ne se meut, ni ne varie.

L'échange naturel des aliments par la défécation, les urines, la sueur, etc., est souvent transposé par l'opinion tirée d'une fausse bienséance, l'idée qu'en a la science répond à toute autre chose ; c'est donc une méprise totale, et celui qui juge la valeur digestive d'un aliment à la grosseur toute particulière des résidus des repas consommés, que les passants laissent le long des haies et des clôtures.

La digestion et la formation des excréments n'ont absolument rien de commun l'une avec l'autre, les excréments se composent du résidu des aliments, de quelques liquides et sécrétions.

La digestion est la sanguification, mais la diathèse goutteuse peut la troubler malencontreusement.

La sanguification est l'ensemble de tous les éléments des tissus, la somme compensée liquide de toutes les substances que renferment les organes solides de notre corps, la sanguification occupe le premier rang dans l'histoire du développement des aliments. Puis à mesure que le sang et les tissus se décomposent de plus en plus sous l'action permanente de la respiration, pour se résoudre à la fin en urée, en eau, et en acide carbonique, le développement tourne à la dépuration urineuse.

Les médicaments n'agissent pas sur l'organisme tant qu'ils sont charriés avec le sang dans le système circulatoire, l'activité de la plupart d'entre eux ne se déploie qu'au moment où délivrés de l'albumine, ils s'unissent aux éléments anatomiques du système nerveux où ils ont des qualités irritantes sur les actes moteurs sensitifs et sécréteurs.

Je viens de jeter quelques douches d'eau froide sur tous les *accidents aigus* ; les plus formidables sont des bagatelles, ils ont leur période marquée jusqu'à leur extrême limite, tout est plus faible au commencement et à la fin, le résultat est un équilibre fugace, chronique ou morbide. Fatalement le patient primitif pratique instinctivement l'avortement par des moyens tardifs ou impuissants qui créent une maladie d'un diagnostic difficile.

L'équilibre dans un corps organisé ne peut pas exister, elle serait l'inertie, état voisin de ce que l'on appelle la mort, car pour arriver à une manifestation de la vie, il faut le mouvement, et le mouvement consiste en un déplacement total et incessant de la substance qui le compose.

L'horloge dont le balancier est immobile est en équilibre. L'oscillation du balancier détermine l'harmonie du mouvement.

De même d'un être organisé, le cœur suspend-il son fonctionnement, la vitalité cesse.

Tous les traitements reposent sur une donnée identique, donnée physiologique toute particulière, à savoir que l'organisme, lorsqu'on y provoque une action, produit, en même temps que cette action et à cause d'elle, d'autres actions semblables quoique les fonctions soient différentes.

La constipation est atténuée par les évacuants; des ulcères atoniques sont menés à guérison par des onguents excitants; une fièvre avec le pouls petit est guérie par l'emploi du vin, qui donne de la plénitude au pouls. Mais s'il est fâcheux qu'un érysipèle répandu au dehors rentre en dedans, il est avantageux que du dedans il vienne au dehors. Il est d'observation qu'il y a des rapports intimes qui lient certaines maladies des membranes muqueuses à celles de la peau.

On a constaté en outre, qu'on a atteint le but du traitement en réveillant ou excitant par des moyens extérieurs une activité abolie ou diminuée.

Vulgairement on attribue au sang les troubles de l'organisme. C'est l'effet que l'on prend pour la cause. La sensibilité n'est augmentée dans un organe affecté que par l'influence d'éléments unis au sang sur un point lésé. Prenons pour exemple des boisettes ou des feuilles que l'on ferait pénétrer dans un courant d'eau rapide, on voit cet obstacle l'intercepter, le courant fait autour de lui une agitation, des efforts, un trouble dans les dispositions moléculaires du courant, proportionnés à la résistance opposée par l'objet et à la rapidité dont le liquide est animé. Le corps qui obstrue un vaisseau humain, une veine qui se gonfle, un tissu ou un organe qui se trouve pénétré par des matières amorphes *embolies*. Ceux dont les urines déposent du sable sont exposés à la pierre. Car dès qu'un noyau s'est formé dans la vessie, il s'enveloppe de tous les matériaux ou corps étrangers introduits dans la vessie.

L'intensité la plus forte de l'échange des matières se place dans la période de la vie qui va de 30 à 40 ans.

L'intensité du rhumatisme goutteux se place dans la période de la vie qui va de 30 à 40 ans.

Quel sera le sort d'un traitement? Nul ne le sait,

Commencer par renoncer à son genre de vie habituel, se pénétrer de cette vérité, que le soulagement et la curation d'un mal ne sont pas le résultat d'une lutte engagée contre celui-ci par un agent capable de le combattre et de le neutraliser directement, comme ferait une base par rapport à un acide. Ce bénéfice est la conséquence des changements apportés dans la composition chimique, la structure et les actes organiques du sujet par un modificateur cosmique : changements à la faveur desquels l'économie recouvre enfin son mouvement évolutif, ou plutôt la puissance formatrice, attribut essentiel des êtres vivants.

Ainsi, l'organisme se guérit lui-même, le médicament ne fait que le placer dans des conditions favorables au retour d'un mode de fonctionnement régulier. Ceci explique du même coup, et le caractère aléatoire des résultats chimiques ou thérapeutiques artificiels, et la certitude relative des actions physiologiques des substances médicales.

L'organisation intime des maladies nous est dans la majorité des cas inconnue, nous ne pouvons en préciser les limites, de même nous ignorons en quoi réside une force chimique spéciale, et capable d'agir dans un but déterminé.

A chaque souffle qui sort de notre bouche, nous rendons, par l'expiration, une partie des mets que nous mangeons, et une partie de l'eau que nous buvons.

La goutte n'est pas par elle-même au-dessus des ressources thérapeutiques.

Tant que continuent les phlegmasies, ne sont-elles pas une mesure absolue pour suivre un traitement dont la garantie existe, tant que l'échange de la nutrition marche de front avec la provocation par les voies supérieures et inférieures des évacuations qui entraînent au dehors toute la matière toxique goutteuse. Les pertes subies seront réparées par l'alimentation.

Le régime alimentaire confortable, sans excès, sera aidé par le plus d'exercice possible, sans aller jusqu'à la fatigue.

Les évacuants, administrés avec entraînement, ne sont utiles qu'aux sujets d'une constitution forte, sanguine et pléthorique.

On voit des gens se suffire avec un purgatif par semaine, d'autres à qui il en faut tous les deux jours, et qui les supportent gaillardement. Pour se guider sur ce point, on consultera l'état fort ou faible du sujet et la plénitude des vaisseaux sanguins. Avec le dégorgement des gros vaisseaux, on sent les forces renaître et les douleurs s'évanouir.

L'échange de la matière par l'animalisation n'est pas assujettie aux règles strictes de l'art médical ; c'est le changement de nature qu'éprouvent les végétaux alimentaires, et qui les rend propres à concourir à l'entretien du corps des animaux.

Les saletés provenant de la décomposition et de

la combustion des substances organiques, font le
blé, le blé fait le pain et la viande, et le pain et la
viande font de jolies demoiselles ou des garçons
aimables.

Je me suis imposé pour règle de rester sur le
terrain scientifique ; l'étude de l'homme nous met
en face de phénomènes complexes d'un ordre élevé ;
les phénomènes qui s'accomplissent dans les corps
en état de santé, c'est l'exercice libre et facile des
fonctions ; ceux qui s'accomplissent en état de maladie, sont évidemment l'ouvrage d'un élément
accessoire qui s'approprie certaines énergies de la
nature, les enchaîne, les coordonne, pour atteindre
un but déterminé, dont une connaissance parfaite est une impossibilité pour l'esprit humain.

Le mot *matérialiste* est un terme de mépris, à signification vague, et diversement interprété. Il est
bien entendu, d'ailleurs, que ce mépris ne saurait
s'adresser à la philosophie naturelle, vraiment digne de ce nom, qui étudie les phénomènes vitaux,
exactement comme le physicien étudie, non une
abstraction appelée électricité, mais des phénomènes électriques. Nous ne devons pas nous acharner
à la poursuite des causes premières, mais constater les conséquences thérapeutiques d'une affection
pour en empêcher le développement.

Bichat nous a fait comprendre l'inanité d'un
principe mystérieux et unique, pour expliquer les
manifestations vitales. Il a montré que chaque phénomène devait être rattaché directement aux pro-

priétés spéciales d'un tissu vivant, de même que dans le monde physique, chaque phénomène dérive des propriétés physiques d'une matière déterminée.

Dans l'hypothèse que l'affection goutteuse infirmerait une transition où *les matériaux des corps sont dans un état actif de renouvellement*, elle ne pourrait plus être considérée comme une maladie fatalement, mais elle démontrerait, ce qui est fort différent, une nécessité d'amendement, une raison d'être chargée de réparer le dommage ; il faut donc, par une nourriture saine, soutenir un combat en règle contre les influences morbides qui peuvent se produire. On a dit que la goutte dépendait d'excédants d'alimentation. Ne serait-ce pas plutôt elle qui s'opposerait au courant des molécules nutritives. On peut, à tous égards, comparer le rôle du sang envers les tissus, avec celui des substances dissoutes de la terre végétale envers les racines des plantes.

Le composé du corps humain abonde en potasse, en chlorure de sodium, le phosphate de chaux forme la partie terreuse du squelette ; rien d'étonnant que de retrouver ces produits des mutations de nos tissus dans les tophus et dans nos décompositions normales.

Toutes les maladies viennent du dehors, si nous ne savons d'où ; nous n'ignorons pas leur *genèse*.

L'État valétudinaire rendu malléable. On conteste l'échange de la matière, donc elle est forte par ses propriétés spéciales adhérentes aux éléments anatomiques et aux tissus, donc elle existe.

Nous ne pouvons faire de substance organisée susceptible de vivre, mais donner de la malléabilité à l'économie animale, en produisant sur les organes un certain ensemble de sensations déterminées.

La malléabilité de la matière humaine peut s'obtenir par la dilatabilité, la décomposition et la recomposition se donnent la main, la transformation des globules sanguins qui sont dissous et remplacés par d'autres. Telle est la loi de la vie animale. Les corps changent de volume par l'influence de la chaleur, ils s'agrandissent quand on les chauffe, ils se ressèrent lorsqu'on les refroidit et ils reviennent exactement aux mêmes dimensions quand on les ramène au même degré de chaleur et de froid.

Le premier résultat à chercher par le traitement est un affaiblissement. Cet affaiblissement, que l'on provoque au début, a pour avantage de préparer l'organisme à l'action des agents modificateurs qu'on va diriger sur lui. Ainsi déprimé il est malléable, plus docile à recevoir une impression.

Là où il existe une phlegmasie, il y a une accumulation sanguine, gonflement chaleureux morbide, dilatation des veines profondes, quelquefois survient un épanchement dans une cavité close, et lorsque l'inflammation cesse il y a empâtement par un détritus quelconque.

Il n'est pas un seul praticien, digne de ce nom, ignorant que chaque cas isolé, en raison des particularités qu'il présente, devient un nouveau sujet d'étude, réclamant presque toujours un traitement spécial, aux différentes périodes de la goutte qui a une activité reproductive.

Les agents médicaux ne seront pas dénaturés, ni édulcorés par des substances neutres, ils peuvent devenir corps étrangers dans l'organisme altéré par la maladie.

Ne nous adressant qu'aux phénomènes existants nous supprimons les excitants généraux à l'intérieur, qui provoquent la sensibilité nerveuse.

Les agents sédatifs sont utiles dans la goutte chronique, ils éloignent les accès et corrigent la crase sanguine.

Les purgatifs, étant expulsés le jour même de leur administration, ne sont pas absorbés par les intestins, les personnes très-sensitives ou sans énergie ne peuvent les continuer.

Les individus dont l'estomac ne peut tolérer les solutions alcalines parce qu'elles sont d'éléments acidifiants, ne pourront profiter des changements qu'ils opèrent dans les fonctions des organes, ils sont absorbés par les intestins, circulent à travers les vaisseaux enflammés, et, détruisent par là les urates et la formation de l'acide urique.

Dans la goutte, les drastiques jouent le rôle d'agents entremetteurs, ils dégagent les membres et l'irritation se reporte vers les intestins.

Pour produire certaines réactions dans les transformations, la connaissance et l'expérience des affinités des agents médicaux est nécessaire, pour changer l'inertie des corps, ou les calmer, ou les rendre mobiles sans convulsions.

La nature des sels et des acides est aussi une condition fondamentale d'où dépend le genre de goutte, faisant naître tantôt une forme, tantôt une autre, suivant sa composition. On ne peut mesurer l'élimination, ni la décomposition, ni la substitution. Alors pas moyen d'établir une loi exacte d'affinité commune, parce que les corps les plus analogues qu'on réunit sous le nom de bases, à cause de leur affinité pour les acides, ne peuvent se remplacer que d'une manière très-restreinte, le développement de chaque tissu, de chaque os, de chaque muscle, etc., est lié par une nécessité d'absorption variable des vaisseaux déliés de l'intestin, qui sont autant de racines qui puisent dans le chyle, et l'activité élective des liquides agissant à travers les parois des cellules qui les séparent. Un sel n'est autre chose qu'une combinaison d'un acide avec un alcali. Voilà la cause de l'acide urique.

L'espèce de mucosine particulière à l'inflammation contient de la soude, du muriate de soude, du phosphate de chaux et des lactates ou carbonates alcalins, et il est difficile de faire restituer à l'économie les produits morbides dont on l'a laissé se souiller.

Qui ne voit dans les sels alcalins médicaux, que leur action sur l'acide urique ou les urates, connait-il l'alcalinisation? pas le moins du monde. Ils ont des manifestations sur les inflammations, suivant leur force brute comme fondants et excitants; sur les nerfs comme irritants; comme toniques ils stimulent l'appétit, et enfin dérivatifs par la diurèse qu'ils provoquent.

Leur abus occasionne des congestions vers le cerveau, les doses élevées continuées feraient dissoudre les reins. Si au commencement de leur administration ils provoquent quelques selles, leur saturation constipe et occasionne la pléthore.

La *potasse* particulièrement est résolutive, elle provoque le dédoublement des matières azotées afin de satisfaire sa puissante affinité pour les acides organiques.

Elle déshydrate les tissus vivants avec lesquels on la met en contact, et se combine avec leurs matières grasses pour former des savons.

L'*hyposulfite de soude* est un puissant diurétique.

L'*acide chlorhydrique* agit comme stomachique, il a une action stupéfiante sur les douleurs; c'est un modificateur spécial du suc gastrique.

Les plus merveilleux résultats des *alcalins*, en les ramenant à leur juste valeur, c'est qu'ils ne guérissent que ces affections qui cèdent généralement d'elles-mêmes après avoir parcouru leurs périodos bénignes.

On reste maladif parce qu'on déroge ou que l'on ignore la portée de certains avertissements. La goutte est une de ces affections qui semblent s'accommoder le mieux de beaucoup de méthodes thérapeutiques.

L'*échange de la matière* est aussi facile à concevoir que la chaleur est la dilatation des molécules, le froid la contraction de ces molécules, que la faculté sécrétoire est dépendante de la glande sécrétante, que la faculté contractile est dépendante de la fibre musculaire, comme il n'y a pas de bile sans foie, point d'urine sans reins, etc., et que l'œuvre de la guérison comme celle de *pseudo-guérison* existe avec des substances organiques, identiques avec celles de notre composition naturelle. La vie matérielle n'étant pas autre chose qu'une longue série de transformations.

On ne peut modifier l'organisme malade que de deux manières : en lui *ajoutant* directement des propriétés médicamenteuses ; en lui *soustrayant* indirectement des propriétés morbides.

Le médicament est l'antagoniste de l'homme sain et le modificateur de l'homme malade.

Les auxiliaires les plus puissants pour conjurer la goutte et la gravelle se trouvent dans les alcalis et les acides des fruits comestibles, savoir : citrons, oranges, groseilles, cassis, framboises, raisins, cerises, oignons, ails, radis ; les prunes particulièrement contiennent de l'acide *benzoïque*, qui se copule dans l'économie avec l'acide urique, pour produire de l'acide hippurique soluble.

Tous ces fruits contiennent des acides à l'état de bisels potassiques, des bicitrates et des bimalates de potasse, qui sont brûlés dans l'économie et se convertissent en bicarbonate de potasse.

Pour les fruits à pepins, les pommes et les poires, on doit les préférer cuits, à cause de l'acide carbonique qui s'évapore.

La substance goutteuse joue le rôle de *base* lorsqu'elle forme la partie la plus fixe ou la plus abondante de nos acides, ses effets sont caustiques.

En lui opposant des acides ou des caustiques, on donnera lieu à une excitation marquée de la sécrétion urinaire qui est la voie d'élimination la plus considérable.

Toute influence qui rend le sang alcalin, le rend en même temps apte à tenir en dissolution l'*urate de soude*, et, par là, favorise l'expulsion des concrécrétions uratiques.

Les *phosphates* combinés à la *lithine* sont réputés comme modificateurs du système osseux et rendent les sécrétions moins plastiques.

L'*eau* la plus pure est celle de pluie, quoiqu'elle soit susceptible de dissoudre un grand nombre de corps, il est absolument nécessaire contre la goutte de lui additionner des substances dont la combinaison est plus active qu'elle.

L'eau est l'excipient intermédiaire fidèle à la transmission des principes des bases médicales.

L'eau seule conserve partout la réaction neutre qui lui permet de jouer, tantôt le rôle de base, tantôt celui d'acide. Eu égard à ses services l'eau est un agent thérapeutique puissant.

Les *lavements* sont souvent indispensables pour

rendre inodores les milieux d'où dépendent le réta-
blissement et la durée de la vie.

Comme lieu d'action, les membranes muqueuses
anales sont préférables à celles de l'estomac, chez
les sujets qui ont les voies digestives très-irritables,
surtout quand on veut produire une dérivation ou
modifier profondément l'économie.

Les *lotions* à l'eau froide sur le cuir cutané lui
donnent du ton et dissipent bien des douleurs.

Les phlegmasies sont de bonne nature si on
obtient leur guérison spontanée avec l'eau pure, ou
aidée par des émollients, car elles ne sont pas des
maladies. Si elles fournissent l'indication d'un
agent irritant doué d'une propriété spécifique, elles
sont empreintes de degrés intenses.

Les irritations externes sur la peau, et les irritations sur les muqueuses internes, impressionnent
l'économie de toute autre manière; ces dernières
dépriment plus les forces et peuvent avoir pour résultat des désordres irremédiables.

Les bains, les frictions, les lotions, s'il n'y a pas
imprudence, ne donnent lieu qu'à des réactions
plus ou moins fortes qui se dissipent.

La nature prévoyante nous a gratifié d'*eau*. Elle
qui entre pour une si grande part dans la substance
des êtres organisés, sans laquelle il n'y a ni vie
animale, ni vie végétale, qui pénètre, amollit, dissout, coule, suivant les lois de la pesanteur, l'eau
qui s'évapore, se précipite, et se forme exactement
au dedans de l'organisme comme au dehors. Les

substances inorganiques, les sels calcaires que l'eau renferme à l'état de combinaison, sont déposés par elle dans les os des animaux et dans les vaisseaux des plantes, où ces substances affectent la même solidité que dans la nature organique.

L'*eau fraîche* et l'*air pur*, joints à une alimentation variée, bien choisie, sont ce qui convient le mieux à tous les estomacs.

L'*eau cuite* est dénaturée. L'*eau tiède* est nuisible et repoussée par l'organisme à l'égal de l'émé-tique.

Les *purgatifs* et les *diurétiques* coopèrent puissamment à l'échange de la matière, en sollicitant l'évacuation des substances inutiles de la nutrition susceptibles de toutes sortes de formes ; ils jouent le rôle de *dépuratifs*, et, ce qui est mieux, d'*anti-phlogistiques* sûrs pris à faible dose continue, et par là permettent de supprimer les émissions sanguines. Ils l'emportent encore sur les sudorifiques, les cautères, les vésicatoires, le séton, etc., en enlevant une quantité de bile, de sérosité, d'urée, etc.

Ils causent moins de perturbations que les *vomitifs*.

Les purgatifs ont l'inconvénient de constiper : les matières fécales, quand on en cesse l'usage, s'accumulent dans le *cæcum* et dans l'*S* du côlon.

Les évacuants privent les agents *spécifiques* d'une partie de leurs propriétés sur telle ou telle lésion ou sur les rapports de l'assimilation particulièrement.

Tous les goutteux peuvent se rendre compte du dégagement qui s'opère sur tous les viscères, résultant de l'administration des évacuants. C'est à n'en pas douter, qu'ils agissent sur l'accumulation des matières stercorales. Les purgatifs, dans la plupart des cas, s'adressent à la phlegmasie locale, soit par une action substitutive, soit en faisant disparaître le gonflement, la douleur, la chaleur des tissus.

Les purgatifs sont *sédatifs* et *stupéfiants* du système nerveux.

Pour favoriser énergiquement l'échange de la matière, il faut établir un cours torrentiel à toutes les excrétions systématiquement, pour que les évacuations déversent l'excédant grossier et nuisible des aliments, et puis, pour prévenir la débilité, un régime fortifiant est indispensable. Comme auxiliaire des purgatifs, on administre des cordiaux et des carminatifs. Au résumé, il s'agit d'obtenir la *transmutation* et de dominer la *dégénération.*

Les agents qui ont réellement les propriétés réactives contre les produits goutteux ne peuvent être que ceux qui se combinent avec eux, savoir : les préparations alcalines; elles sont de deux ordres : 1º celles solubles sont préférables; 2º celles insolubles sont inertes ou nuisibles.

Les purgatifs sont aussi de deux ordres : les salins solubles sont plus tolérables que les insolubles qui sont irritants, et dont les effets sont incertains.

Les diurétiques et les purgatifs, deux évacuants, combinés suivant les phénomènes sont, en réalité, le plus énergique appel aux forces communes, aux forces fondamentales, mises constamment en jeu par ces sédations réitérées, par ces excitations soutenues de la vie musculaire et nutritive. Enfin, ils n'agissent pas autrement chez un sujet malade que chez un sujet sain. Telle est leur loi de se comporter.

L'échange des matières en altération *toxique goutteuse* s'opère la nuit, dans cet état de repos qui résulte de ce que toutes les modalités dynamiques en action sont transformées en matières chaudes, puis en fine poussière blanche plâtreuse, crétacée ou calcaire, qui, dans le mouvement rotatoire de la circulation, s'adhèrent ensemble pour former des cristallisations plus ou moins grosses. Ces sels insolubles se font d'une manière continue chaque jour. Dans la nature, tous les corps modifient incessamment leur état réciproque, partant de ce principe, que l'organisme et la vie cesseraient de faire partie du plan général des forces qui régissent les phénomènes de l'Univers, si la chaleur ne succédait au froid, le jour à la nuit, le sec à l'humidité.

Une température égale conduirait vers un état tel que tout mouvement serait détruit. La chaleur n'est pas simplement un résultat, elle est aussi, dans certaines limites, une mesure de la vie ; cependant, défions-nous des grands mots : *vie, prin-*

cipe vital, *force médicatrice*, qui ne peignent que des abstractions.

Je comparerai un composé goutteux dans nos organes à un flacon trop plein contenant de l'oxalate de chaux, du phosphate ammoniaco-magnésien, des urates, étant d'une manière idéale le principe goutteux, se produisant en trop grande proportion dans l'appareil circulatoire, et donnant l'origine à une inflammation qui aura pour signe de perception une douleur.

Maintenant, voulez-vous que je vous dévoile comment se dissout une poussée goutteuse?

Une blanchisseuse, qui éprouve la chaleur de son fer en jetant de l'eau dessus, donne une idée physico-chimique ; cette petite vapeur que vous voyez se condenser, ce sont des molécules qui entrent dans un état supérieur de mouvement.

Alors qu'observe-t-on ? Une réaction. Voici une autre expérience : Mettez une partie d'acide sulfurique avec trois parties d'alcool, ensuite touchez le vase ; vous sentirez la dilution calorique par une élévation de la température ; il y a eu dédoublement d'un corps, avec dégagement de gaz et de chaleur.

Le corps fermentescible est l'alcool ; le corps catalytique est l'acide sulfurique.

Ne nous faisons pas illusion, les corps vivants obéissent à des lois qui ne sont pas celles qui régissent le monde inorganique.

L'essence d'une chose ne représente que la

somme de ses propriétés. Une plante peut décomposer l'eau comme un minéral; les espèces et les
directions du mouvement de la matière déterminent seules les produits de l'affinité qui exerce son
activité. Le lait ne se coagule pas par la chaleur,
mais par le froid glacial. La chaleur exagère l'odeur
du lait, qui rappelle alors l'odeur de l'aliment de
l'animal qui l'a fourni.

La première année le rhumatisme goutteux dure
un à trois mois, puis se termine régulièrement;
ensuite de six à trois mois les crises se rapprochent.
Les pieds sont l'avant-garde avertissante, après la
matière morbifique occupe les mains, les poignets,
les coudes, autant dire elle a envahi tout le corps;
le malade est cloué dans son lit sans bouger, le
moindre mouvement produit une douleur qui serait intolérable si elle durait longtemps. Quel est
donc ce toxique redoutable?

La vie animale de l'homme est en ce qui tient à
la vie végétative et nutritive supérieure à la vie
animale de tous les autres êtres. Par un usage
méthodique et prolongé, l'espèce humaine peut
s'habituer aux poisons, sans ressentir d'effets toxiques considérables; ce ne sont là qu'accoutumance
et habitude dont l'action répétée s'émousse et finit
par laisser l'organisme insensible, s'il n'y a pas
introduction concentrée d'intoxication.

L'intoxication goutteuse varie nécessairement
avec les appareils mis en cause, elle est amenée
par une sécrétion tout à la fois exagérée quant à sa

quantité, et viciée quant à sa qualité, ce qui produit l'irritation, l'inflammation, la crise et une intolérance plus impressionnable que les poisons sur l'économie.

Une action toxique injectée directement dans les veines agit avec plus d'énergie que par l'estomac ou le derme.

Un composé vénéneux peut exister dans les organes d'un animal sans aucun trouble apparent de la santé ou n'y rester que latent momentanément et devenir *bourbier infect*.

On a expérimenté sciemment et constaté que l'émétique séjourne dans les tissus plus de quatre mois, l'arsenic douze jours, le mercure ne reste pas un mois, l'azote d'argent sept mois, le plomb et le cuivre huit mois. Certains produits sont promptement éliminés, tels l'iode, le fer, les alcalins solubles, les diurétiques, les purgatifs, etc.

La théorie des réactifs chimiques repose sur une liaison nécessaire de propriétés réactives nommées *spécifiques;* mais non acides, nos sucs gastriques les décomposent.

Exercer une sédation radicale pour empêcher la production du *toxique goutteux*, de certaines fluxions, etc., est une cause fréquente d'une transposition maladive.

Le plus haut degré de l'art médical est d'esquiver les expectants neutres quand même, sans tomber dans les excès des agissants quand même.

L'échange de la matière contribuant à conserver

à tout ce qui vit toutes les forces qui sont dans la nature de chacun, et à les ramener à leur niveau virtuel en activant le mouvement moléculaire nutritif, qui appelle à lui la vie par toutes les voies naturelles, est l'unique base de l'art de guérir, en favorisant la circulation.

Des sécrétions constantes dans diverses parties du corps, en amenant une déplétion incessante du système organique, affament donc sans cesse les organes d'absorption et par conséquent favorisent la résolution des produits inflammatoires disséminés. Admettons que nous ayons des agents qui, par leur affinité, attaquent les sédiments goutteux, il faut être prévenu qu'ils viendront augmenter une somme de perturbations et de malaises, que nous serons longtemps à douter que nous suivons la véritable voie.

Quand nous essayons de réaliser des effets pharmaceutiques, nous devons être pénétrés qu'il n'existe aucune préparation médicamenteuse capable d'opérer ce que l'on appelle la guérison d'une maladie, parce qu'aucun agent thérapeutique ne peut être dirigé avec sûreté dans un milieu où s'accomplissent les mystères de la vie ; tout ce que nous pouvons faire c'est de les étudier de notre mieux, pour nous conformer dans la mesure de nos forces aux lois que nous pouvons découvrir.

Quand toutes les lois naturelles seront décrites sans qu'il reste en arrière une seule contradiction, le monde sera expliqué pour l'homme.

Ce qui reste à expliquer du traitement de la
goutte, c'est comment atteindre sa fin préfinie ; là
commence un ordre d'idées qui est un tout.

Toutes les maladies qui ont pris élection de domi-
cile dans un organisme ont des retentissements
dans le système nerveux, c'est lui qui régit les
phénomènes de l'animalité, c'est le régulateur de
la force médicatrice et de la résistance physiologique ; en un mot, c'est sur lui que reposent et la
santé et la maladie.

On ne peut prendre pour point de départ la maladie comme mal absolu, ni le médicament comme
force de guérison absolue.

La question de la destruction de la goutte ne
vient pas des indications, la difficulté vient des
contre-indications et des obstacles que certaines
constitutions apportent à leur tolérance.

Le *goutteux vit par le système nerveux*, d'où dé-
coule qu'il faut empêcher ou détruire les opérations
de la force plastique, excédant la mesure répara-
trice de l'ensemble de ses propriétés végétatives.

*La vitalité et l'exubérance des organes servent de
point d'appel aux manifestations morbides.*

Faire passer un accès n'est pas guérir la maladie,
car un nouveau paroxysme vient avertir que si la
crise était passée la maladie ne l'était point ; chacune de ces attaques ne sera pas une maladie nouvelle, ce sera une manifestation nouvelle de la
même maladie qui étant demeurée silencieuse pen-

dant un temps plus ou moins long n'était pas complétement épuisée.

Je répéterai la définition que j'ai donnée de la diathèse goutteuse. C'est un état spécial, une disposition particulière de l'économie *héréditaire* ou *acquise*, en vertu de laquelle se produit, sous des expressions identiques, un fond variable et mobile quant à la forme, mais essentiellement subordonné à une seule et même cause.

N'avez-vous pas remarqué que toutes les fois qu'un mode de lésion s'établit dans un tissu de l'économie, il se répète au bout d'un certain temps dans plusieurs autres par une faculté réflexe; l'inflammation marche des membranes muqueuses vers la peau, etc., et de celle-ci vers les muqueuses, le cœur, le foie, etc. Les exemples de cette espèce sont infinis; ils sont communs à toutes les maladies d'irritation, il y a transport sympathique d'un tissu à un autre.

Dans certaines circonstances il faut intervenir énergiquement, dans d'autres laisser aller la marche naturelle des maladies, observant les phénomènes, prêt à faire usage des moyens que la médecine tient à notre disposition. L'anesthésie doit tout faire rentrer dans l'ordre, mais ne pas pénétrer dans les voies intérieures de la circulation qui la mettrait en rapport avec tout l'organisme, et seulement modifier l'état de la sensibilité comme moyen d'éteindre la douleur.

Lorsque l'inflammation est prononcée à l'exté-

rieur on peut l'exciter par des topiques irritants ;
sur le cuir cutané on peut oser beaucoup.

La thérapeutique de l'échange de la matière a
pour principal résultat l'évacuation lente, mais certaine, par toutes les voies de l'exhalation et des
excrétions, de l'exsudation de l'inflammation, qui
cause l'interruption de la circulation générale et
produit une matière irritante d'une substance particulière représentée sous le nom de goutte.

Le goutteux doit agir sans cesse contre son affection, qui a été comparée à un vase qui se remplit
goutte à goutte et dont chaque goutte est un torrent de maux, d'où l'aphorisme : *c'est la goutte
d'eau qui tombe sur le roc et le mine.*

Toute médication active doit cesser dès que les
moyens indiqués par l'échange de la matière et ses
similaires cessent de rendre de bons services ; alors
on est en droit de supposer qu'il y a retour à la
plénitude des fonctions, à la formation de molécules pleines de vie nouvelle, et, à l'expulsion de tous
les principes morbides des tissus, où ils consti-
tuaient des diathèses tenaces et funestes que le
fer et le feu n'auraient pu atteindre.

Quand une maladie résiste à toutes les combinaisons médicamenteuses pour la combattre, quand la
crase est altérée et quand la constitution d'un individu s'épuise sous diverses influences : c'est à
l'*échange de la matière* qu'est dévolu le rôle de médecin.

L'être humain est animé d'une chaleur congé-

nitale, et sa santé se conserve tant que se conserve
la *crase* des solides et des liquides qui le constituent. La crase est le juste mélange, le tempérament des éléments du corps. La maladie produite
par une cause quelconque est le résultat du dérangement de cette crase ou tempérament.

Un malade doit comprendre qu'un traitement
étant une fonction de surcharge, ne crée rien en
un clin d'œil, et que, comme la végétation et la vie,
il a besoin de temps pour achever ses œuvres.

L'organisme seul possède le secret de son réta-
blissement et la puissance de le réaliser dans le
système circulatoire de la nutrition, en rendant à
l'assimilation et à la désassimilation leur entière
liberté d'action. Si nous avons un sens pour entre-
voir la réalité de l'état goutteux, il n'est que trop
vrai que nous n'avons pas celui qui serait nécessaire pour le définir exactement.

De même, il est profondément ridicule de penser
qu'en faisant ingérer des sels de potasse, des phosphates de chaux, ou d'ammoniaque, du fer oxydé,
du foie de morue, de l'acide salicylique, le phénol,
pour ne citer que ceux-là entre tant d'autres analogues prônés comme spécifiques reconstituants,
il résultera qu'on va augmenter la densité du sang
et lui fournir la musculine, la fibrine, l'oléatine
des principes osseux et rétablir la *crase* dans sa
composition naturelle.

Sur quelle fonction porterons-nous l'action re-
constituante ou thérapeutique ?

L'appareil du gros intestin n'évacue pas les mêmes produits qué l'apareil urinaire. Le rectum donne passage aux matériaux bruts de la nutrition qui en altéraient la pureté. L'appareil urinaire expulse les principes solides et liquides tenus en dissolution quand les uns et les autres sont devenus impropres à la nutrition.

Ainsi, l'appareil digestif introduit les matériaux solides et liquides, l'appareil urinaire rejette les principes liquides et solides, et l'appareil pulmonaire fait l'un et l'autre pour les principes gazeux.

Pour se mettre au niveau de la situation, reste à savoir si tous les appareils fonctionnent bien, si nous n'aurons pas à lutter contre le dégoût des médicaments, les gens se nourrissant mal, ou une faim portée au-delà des limites naturelles, ou l'amaigrissement, la constipation, etc., et si nous pourrons encore continuer deux à trois mois après la cessation de tout symptôme. Les influences pathologiques qui déterminent la diminution de la quantité de l'urine sont plus communes que celles qui amènent un accroissement de son excrétion. Au nombre des causes, il faut placer les maladies du cœur, la fièvre et les affections dont elle est un des symptômes.

Les questions sur lesquelles je provoque des investigations sur l'échange de la matière touchent à des problèmes difficiles et qui depuis longtemps ont agité le monde médical. Leur solution supposerait le renouvellement humain possible, ce qui est un rêve, mais dont artificiellement on peut plus ou moins se rapprocher par une saine apprécia-tion de ce qui est pratique.

Le commentateur n'a pas à dicter des jugements, mais il a le devoir de choisir dans ses expériences celles qui ont eu de bons résultats.

Quand l'inflammation d'un organe se termine par résolution, les vaisseaux sanguins de cet organe récupèrent progressivement leurs fonctions et leurs dimensions naturelles; les vaisseaux absorbants situés profondément, dont l'action se trouve aug-mentée, reportent dans le torrent général de la circulation le sang et la lymphe coagulable qui avaient été extravasés pendant l'inflammation. Cette fonction est une des plus importantes qui soient confiées au système absorbant répandu dans tous nos organes.

Les malaises, les indispositions des sujets, soit du système nerveux, soit par les sueurs, soit par les urines, soit par des constipations, soit par une diarrhée, conduiront les médications dans la di-rection que la nature indique, car on ne peut guérir par des moyens violents ou des effets pas-sagers; sur ce terrain est une équation dont il ne faut négliger aucun des éléments. Il n'y a pas d'hygiène connue qui puisse empêcher quelques plénitudes fonctionnelles et même les remèdes n'ont pas toujours des effets pathogéniques.

Il est bon d'avoir contre la goutte plusieurs mé-dications dans son arsenal.

La conception de l'échange de la matière a parcouru les trois phases qu'un principe doit traverser pour vaincre : dénoncée d'abord comme une utopie thérapeutique , discutée ensuite comme une idée, et finalement il faut le reconnaître comme un fait. Oui c'est un fait désormais que l'échange de la matière ; il ne lui faut plus que des convictions profondément réfléchies, il lui faut de plus l'étude et la science s'appuyant sur une recherche persévérante.

Chez les malades, avant le régime par l'échange de la matière, l'assimilation et la désassimilation ne s'accomplissaient pas régulièrement, la phlegmasie déversait toutes sortes de substances nuisibles dans le sang ; on sait aujourd'hui que l'inflammation s'accompagne de l'affaiblissement des fonctions de l'organe qui en est atteint par la différence des courants intérieurs, s'élevant et s'abaissant simultanément jusqu'à affecter le courant de la nutrition, d'où s'ensuit l'anémie. Maintenant tout ce cataclysme est changé, puisque les milieux sont changés, l'atmosphère intérieure changée prouve le retour fonctionnel normal et que l'on a atteint le *point termal,* tel ce fait :

On a souvent parlé de la guérison de la femme de *Boetus* obtenue par Galien ; ce fut au moyen de purgatifs hydragogues que ce célèbre praticien fit cesser une |leucorrhée que ses confrères n'avaient pu guérir.

Ce qui peut expliquer pourquoi les évacuants

doivent jouer un rôle des plus importants ; c'est que pour guérir d'une irritation de poitrine on purge ; il n'est pas qu'une purgation n'ait son utilité dans un simple rhume, en déplaçant la fluxion d'une membrane et la portant sur une autre.

L'influence de l'échange de la matière implique trois hypothèses : l'une qu'elle peut se matérialiser, se *corporiser* ; l'autre que le phénomène peut se manifester avec continuité de vaisseaux et de nerfs ; en effet il y accroissement instantané des sécrétions qui modifient le mouvement circulatoire.

Enfin, une foule de circonstances usent la vie, en abrégent la durée, et l'homme en général, susceptible d'être goutteux, l'est dans sa quarantième année ; à cette époque les maladies envahissent et affaiblissent un ou plusieurs systèmes d'organes, la vitalité languit, le sang s'appauvrit, la circulation marche plus lentement, l'évolution de la chaleur change, elle baisse par degrés à l'extérieur et se transporte à l'intérieur. Alors ne voulant pas disparaître sans retour d'une terre témoin de ses déceptions, on cherche une sauve-garde *dans des petits soins*.

Le plan de la *régénération* à suivre se résume dans les lignes suivantes : Prendre l'être humain détérioré charitablement, favoriser toutes les fonctions de son économie dans leur marche normale, les réprimer dans leurs tendances vicieuses, distribuer la nutrition de manière à la faire accepter par les instruments de réparation, afin de parvenir à la migration de l'assimilation et de la désassimilation, suivant les préceptes hygiéniques, fruits d'une sage expérience.

Cette éducation de la réorganisation animale n'est point imaginaire, ainsi qu'on pourrait le croire par une aberration trop primitive. L'histoire cite des faits qui témoignent d'une résolution subite et heureuse, notée par des observateurs sagaces sur des individus indemnes d'un vice d'organisation ou d'affection maladive.

Par la persévérance, à force d'interroger la nature dans ses lois, on est parvenu à découvrir qu'en cultivant la matière vivante on peut amender ou précipiter la vie, rendre l'être plus vigoureux ou l'étioler.

Les peuples grossiers des temps antiques avaient obtenu, par leur système d'éducation physique, la vigueur, la beauté des formes, le courage, le mépris de la douleur, même de la mort. Ce qui a fait écrire : *L'estime d'un peuple se mesure à la longueur de son épée.*

Nous sommes témoins, tous les jours, des améliorations des fleurs des champs, des arbres donnant des fruits plus gros et plus savoureux, au moyen de certains procédés dont s'est enrichi l'horticulture.

L'échange de la matière est un traitement naturel contre les maladies chroniques, devant lesquelles la science et la volonté des hommes paraissent également impuissantes.

La régénération est d'autant plus propice que l'être est plus jeune.

Le renouvellement de la matière et le mouvement de nutrition sont étroitement unis. La nutrition n'est donc que la génération continuée, et la régénération est par conséquent une question de temps, pour que la nature crée et organise un être nouveau.

La régénération des tissus chez l'homme et chez les animaux peut se faire *avec inflammation* ou *sans inflammation*. L'inflammation n'est pas nécessaire à la régénération, celle à phénomènes morbides tantôt ralentira, tantôt empêchera le processus régénérateur.

Il est une loi en médecine comme en chirurgie, à savoir : *Que tout produit morbide dérive le plus souvent d'un produit physiologique*, ce qui constitue une *exagération* ou une *diminution* dans la génération des éléments, une exagération ou une diminution dans l'accomplissement des fonctions physiologiques.

L'inflammation est caractérisée par une série de phénomènes dus à une irritation ; de là, rougeur, chaleur et gonflement.

Tous les corps étrangers, en si grand nombre, qui peuvent se trouver au contact de nos tissus, sont capables d'amener une irritation et différentes causes d'inflammation.

En résumé, le travail inflammatoire exagéré est essentiellement destructeur et par conséquent il nuira à la régénération ; il y aura une partie des cellules plastiques qui se transformeront en pus et une autre en production granuleuse, ou en gravelle, ou en albuminurie, ou diabète, etc., dégénérations communes en général à beaucoup d'individus, mais dont on ne s'en inquiète que lorsqu'elles sont devenues pertubatrices de notre santé. C'est là qu'est le critérium le plus redoutable de l'installation des maladies.

HOMŒOPATHIE.

Hahnemann exerçait la médecine à Leipsick. Il se livra à une série d'expériences ayant pour but l'étude des propriétés des médicaments sur l'homme en état de santé.

Hahnemann avait cru remarquer que si le quinquina guérit de la fièvre intermittente, c'est qu'il a la propriété de la déterminer.

Il avait formulé cet axiome qu'il faut combattre les symptômes d'une maladie par des médicaments ayant la propriété de produire sur l'homme sain des symptômes semblables à ceux qu'on veut combattre, de telle sorte que l'on ajoute à la maladie *spontanée* une maladie *artificielle* produite par le médicament.

Mais, d'une part, comme deux maladies semblables ne peuvent exister dans un même organe, l'artificielle se substitue à la spontanée, puis la première se guérit d'elle-même en cessant le médicament.

Du reste, les causes ordinaires des maladies naturelles ne produisent pas toujours leurs effets, tandis que, lorsque cette cause est le résultat de l'action d'un médicament, ses effets sont presque constants, et le médecin devra s'appliquer à bien déterminer la maladie artificielle qui sera le plus semblable à la maladie spontanée, afin d'administrer au malade un médicament unique, ou spécifique non-seulement de la maladie, mais du symptôme qu'il s'agit de combattre.

Maintenant, continue le réformateur, les causes des maladies naturelles consistent dans une altération, un trouble de la force vitale tout à fait indépendante de la matière : c'est un changement immatériel dans notre être ; dès lors, c'est aussi par leurs propriétés dynamiques ou matérielles que les médicaments agissent sur nous.

« La maladie, dit Hahnemann, est une altération de ce qu'il y a d'immatériel en nous, le médicament qui agit sur ce principe immatériel doit le faire par les propriétés du même ordre. »

Or, les médicaments n'agissent pas par des propriétés nuisibles, soit physiques, soit chimiques, mais par des propriétés dynamiques et une force ne se pesant pas et agissant avec d'autant plus d'énergie qu'elle est plus libre et plus dégagée des propriétés physiques et chimiques des corps, et, sans avoir égard à la quantité, les médicaments peuvent et doivent être infiniment divisés, l'extrême division faisant disparaître leurs propriétés physiques et chimiques dégage d'autant plus leurs propriétés dynamiques. Il importe de neutraliser ces propriétés par l'atténuation, l'influence de la succession et surtout une division infinitésimale de la matière médicamenteuse.

L'homœopathie est la négation de tous les progrès de la médecine moderne, et les principes opposés à celui des dogmatiques et d'Hippocrate, les contraires sont guéris par les contraires, *contraria contrariis curantur*. L'allopathie est l'ancienne école médicale.

COMMENTAIRES SUR L'ANTIPHLOGOSE.

La médecine qui raisonne a un avantage immense sur celle qui prétend opposer une théorie, un spécifique à une maladie ; tels sont les prôneurs du colchique ou de la saignée, car on ne guérit pas par des pertes de sang ni par les effets du colchique une altération profonde telle que la goutte; remarquons encore que ces deux expédients ne réussissent que dans les premiers temps et ne sont utiles que dans certains phénomènes aigus de l'inflammation des voies gastriques, du foie, des reins, des petites, des grosses articulations, etc.

Car le traitement antiphlogistique propre à combattre l'inflammation consiste dans l'emploi des saignées générales ou locales, des boissons aqueuses, amilacées, mucilagineuses ou acidulées, des bains tièdes, des applications émollientes et l'abstinence plus ou moins complète des aliments.

Les produits féculents, toutes les pâtes alimentaires ou pectorales dont l'usage est journalier, élixirs, sirops adoucissants, pastilles digestives, eaux minérales plus ou moins naturelles, la plupart dont l'emploi est inoffensif, sont des produits qui, en certains cas, peuvent venir en aide à la médecine, mais ne sont pas des constituants réellement de médicaments actifs ni de vertu curative. Les répétitions d'actes sans effets sont des agressions isolées hostiles vis-à-vis de l'économie.

Pour l'école antiphlogistique il n'existe pas pour la goutte un principe différent de celui qui préside à toutes les autres inflammations, elle n'admet pas la phlegmasie, mais divise tout en diverses fièvres, savoir : *fièvre bilieuse* ou *gastrique*; est une gastro-entérite où le canal digestif, fort irrité, rend les muscles locomoteurs douloureux et la sécrétion de la bile fort abondante.

La *fièvre muqueuse* est formée par du mucus.

La *fièvre ardente* signale un très-haut degré de fièvre et de chaleur.

La *fièvre inflammatoire* est simple ou éphémère, si elle ne dure que sept jours.

La *fièvre cérébrale* ou *maligne* n'est que l'irritation

du cerveau ajoutée par sympathie à l'inflammation gastrique.

Le mot *fièvre putride* n'indique que la fétidité de l'haleine, de la transpiration et des selles qui se joignent aux phénomènes précédents.

La *fièvre adynamique* est la dernière période, soit d'une fièvre, soit d'une inflammation.

L'antiphlogose a sa classification.

Le tempérament sanguin vient le premier.

—   bilieux arrive après.

—   nerveux a des agaceries.

—   lymphatique est indifférent.

Quoi qu'on en dise, elle accepte les purgatifs comme révulsifs, ils détournent l'irritation du sang, calment les douleurs très-vives ou la stimulation des filets nerveux des membres ou des organes des sens.

UNITÉ DES MÉDICAMENTS.

Les agents thérapeutiques doivent toujours être administrés séparément un à un, et avoir pour véhicule des substances non médicamenteuses ; tout mélange trop varié et trop multiple empêche de définir la qualité de ce qui est un principe et toutes ses conséquences.

L'efficacité d'un traitement est subordonné au concours docile des principaux organes qui consentent à son agrégation. L'agent s'unit à la maladie par ses manifestations et ne tire de nous que ses symptômes.

Pour les caractères généraux de la plupart des médications usitées, je dois franchement les résumer. L'histoire résultante est qu'elles ont toujours suivi des doctrines médicales les progrès dont la méthode a été tour à tour empirique, analytique, nosographique, antiphlogistique, philosophique, etc., représentant un désarroi de l'esprit humain.

Le traitement de la goutte n'a ni terme ni échéance, la nature individuelle seule peut l'abréger par sa force génératrice. Il n'y a rien de si long que ce qui n'a pas de délai.

Frère Jean disait un jour au bon Pantagruel : *Nous autres moines, hélas ! n'avons que notre vie en ce monde.*

Et Pantagruel de lui répondre : *Et que diable ont de plus les rois et les princes.*

Pantagruel avait raison, contentons-nous de ce qui nous revient.

N'envious rien à nos voisins, gardons chacun modestement notre place au soleil.

Malheureusement l'intervention de la médecine est souvent moins efficace pour guérir radicalement le mal que pour en modérer les symptômes. Et si, en concluant du particulier au général, on s'imagine que les indications se présentent toujours absolument les mêmes, on s'expose à de cruels mécomptes.

Je tiens en effet à affirmer qu'il n'y a pas de remède, un traitement *unique* contre la multiplicité des causes locales ou générales rhumatismales, la chose essentielle consiste à savoir : 1° trouver la cause du mal, 2° appliquer le traitement spécial à cette cause.

Susciter au sein de l'organisme des mouvements contraires à ceux qui vont développer la goutte, substituer une impression médicamenteuse à l'impression rhumatismale ou modifier celle-ci par la médicamenteuse, telle est l'action thérapeutique la plus hardie dont on puisse disposer.

Dans le sens donné aux médicaments *spécifiques*, l'interprétation ne peut être que des contre-poisons capables de neutraliser chimiquement une substance toxique qui vient d'être introduite dans l'économie, n'ayant pas encore eu le temps d'y produire ses effets délétères, mais n'est pas applicable à la théorie des maladies chroniques qui mettent parfois 10 à 20 ans à se former en nous.

LOI DES MÉLANGES.

Nous avons le code *civil* où sont déposées les lois qui régissent notre société.

Nous avons un code *pharmaceutique* ou méthode de la manipulation de toutes les substances usitées pour en faire un médicament. Au médecin appartient la formule du remède.

En effet, chaque praticien modifie son ordonnance selon le tempérament, la susceptibilité organique du malade, suivant ses idées propres sur la nature de l'affection qu'il est appelé à combattre et en raison des conditions individuelles et variées.

La meilleure méthode curative doit être basée sur les préceptes suivants :

1° N'importe quelle que soit l'apparence maladive rechercher s'il y a produit morbide.

2° Combattre l'éréthisme nerveux, lorsqu'il existe, par des adoucissants et des calmants.

3° Remédier à l'atonie des nerfs, lorsqu'elle existe, par de légers toniques ou fortifiants.

4° Dans le cas où les deux symptômes opposés, *excitation* et *atonie*, se succèdent, se remplacent, ce qui arrive assez souvent dans le rhumatisme goutteux, il est nécessaire de combiner l'emploi des calmants et des toniques, de manière à rétablir l'harmonie entre tous les systèmes organiques.

Cette association des calmants aux toniques est recommandée par une nécessité absolue de la mobilité des phénomènes.

S'il y a rétractilité nerveuse, alors pas de substance médicamenteuse, mais le remède sera de la *gymnastique* en appropriant divers exercices à la constitution des individus.

Chez les sujets pléthoriques ou *sanguins* on supprimera les excitants, les fortifiants, parce qu'ils fournissent un combustible à l'hétamose en exerçant sur le système nerveux une action stimulante, favorable au maintien des forces vitales, et c'est la dénutrition rapide qu'il faut obtenir.

Les remèdes irritants que l'on doit confier à

l'estomac, tels que l'iode, le mercure, le fer, le sulfate de quinine, les essences et tant d'autres, etc.,
peuvent être administrés en même temps que les
aliments, et leur puissance spécifique n'en est nullement modifiée. Il y a une importance pratique à
ne pas mettre les remèdes irritants qui doivent être
longtemps administrés avec les membranes muqueuses nues, et éviter les agents qui produisent
la sécheresse des tissus, les paralysent. Qui veut la
fin veut aussi les moyens de combattre les inflammations ou maladies mobides.

C'est au goutteux de juger des difficultés et ne
pas raisonner en *enfant gâté* ; qu'il sache que tout
cautérisateur a une influence particulière et efficiente, soit fournie du règne animal, végétal, minéral, ou tirée du règne métallique, qui justifie sa
supériorité sur telle ou telle affection.

Les maladies font apprécier la santé, comme les
voyages à l'étranger font aimer le pays natal.

Ne discutons pas ce qui est indiscutable, le
monde thérapeutique est inventif. Nous sommes
éloignés de maintenir un traitement en dépit de
vent et marée.

Il y a des jalons pour diriger des médicaments
que l'expérience a sanctionnés depuis des siècles,
afin de déterminer l'espèce des maladies à spécifiques ; l'opium a une vertu calmante, la belladone
dilate la pupille, le quinquina a la propriété anti-
périodique des fièvres et est tout ce qu'il y a de plus
tonique.

La spécificité des mercuriaux dans la syphilis, celle de l'iode dans les scrofules, le fer dans la chlorose, le manganèse dans la débilité ; le colchique est antigoutteux ; l'acide arsénieux est un fébrifuge ; la noix vomique ou la strychnine stimulent la moelle épinière ; le tartre stibié est un vomitif, il sera un excitant de l'estomac, ou bien un révulsif ou un évacuant ; la digitale est un contre-stimulant du cœur ; le vaccin est le préservatif de la variole ; l'acide cyanhydrique fait cesser les douleurs atroces versé sur la surface sphacélée d'un cancer ; la teinture de cantharides appliquée sur les inflammations extérieures les tuméfie et est sans retentissement sur l'appareil urinaire qui n'y est nullement sensible lorsqu'il n'y a pas plaie et hors sa localité.

A l'extérieur l'iodoforme agit contre l'augmentation de la chaleur ainsi qu'en *frictions substitutives sur les cratères goutteux locaux.*

La garance mêlée aux aliments, aussi la fuchsine colorent en rouge les couches osseuses qui se forment pendant que l'animal est soumis à ce régime, dès qu'on en suspend l'usage cet effet cesse, ainsi l'on est en droit de croire qu'il en est de même pour divers agents incolores introduits intérieurement qui peuvent pénétrer jusqu'aux os.

L'*albumine d'œuf*, un blanc d'œuf pour 1 litre d'eau aromatisée avec de l'eau de fleur d'oranger, puis sucrée, constitue une boisson excellente dans les affections inflammatoires de l'estomac et du tube intestinal, convient dans la gastrite et l'ictère, les empoisonnements, la dysentérie.

Rien n'est plus facile à comprendre qu'il faut présenter à un organisme débile les substances préparées de façon à pouvoir mieux pénétrer par l'absorption dans l'intérieur de l'économie, pour que l'insuffisance professionnelle n'ait presque plus rien à faire pour l'intégrer et l'identifier à sa propre nature, afin que ces substances n'exercent aucune action fâcheuse sur les premières voies, passant plus aisément dans la circulation et présentant déjà, pour ainsi dire, un premier degré d'assimilation.

Les êtres vivants, par cela seul qu'ils sont doués d'activité et qu'ils possèdent dans leurs cellules élémentaires ou dans les organes formés par ces cellules des instruments toujours en action, subissent la conséquence de leur propre activité.

Dans le mélange des deux sexes, il y a échange de santé et de maladie ; *vice versa*, beaucoup de jeunes femmes font leur naturalisation d'acclimatation conjugale.

Le thérapeutiste doit chercher la filiation des actes et remonter aux phénomènes initiaux et élémentaires de l'agent qu'il administre; les faits cliniques sont complexes et souvent contradictoires, car il est des sujets qui sont très-souvent impressionnés par un médicament limité, et d'autres peuvent en supporter des doses énormes, puis on sera très-parcimonieux chez les vieillards, les femmes et les enfants.

Il existe des moyens d'union d'agents ayant leur salutaire influence soit sur la cause, soit sur les produits, soit sur les phénomènes d'une affection.

Actif.	Modérateur.	Emonctoire.	Curatif.
Excitant.	Laxatif.	Evacuant.	Pénétrant.
Reconstituant.	Régime.	Rafraîchissement.	Aflaiblissant.
Tonique.	Compatibilité.	Acides.	Altérant.
Contraction.	Incontractilité.	Dilatation.	Repos.
Alcalis.	Froid.	Chaleur.	Narcotiques.

La vie est en danger lorsqu'il y a dans les fonctions normales un ralentissement, un trouble, un désordre ; la sécrétion goutteuse ainsi commentée suppose un milieu d'élaboration, se manifestant par une douleur névralgique vers le sein gauche.

Les cures que l'on obtient à l'aide des évacuants ou des laxatifs, même des drastiques, sont dues au détournement de l'afflux sanguin, ramené sur l'intestin du point où s'était établie une congestion morbide ; par l'effet de l'accélération des mouvements du tube digestif les aliments sont évacués avant que la digestion soit complète. Alors cesse l'afflux sanguin et la douleur qui en provient, en secousse directe de la différence de calorique ou du froid, par la soustraction des aliments en raison du dégagement des liquides et des fluides vitaux.

La loi des mélanges est *arbitraire*, la nature l'accepte et la repousse selon sa raison générique.

Il faut se garder d'administrer des agents qui ne coopèrent pas aux mêmes effets de corollaire avec l'obligatoire, sous peine de voir neutraliser leurs effets.

Vraisemblablement l'agent administré en passant dans la cavité stomacale est un tout autre composé combiné avec l'albumine du sérum et les sucs gastriques.

Une maladie qui s'est lentement introduite dans l'organisme est considérée comme incurable et qualifiée chronique. L'art ne peut déployer que longuement et d'une manière diffuse ses ressources; c'est un contrôle considérable à tous égard, parce qu'il y a provocation de violentes perturbations dans ces maladies déjà multiples par elles-mêmes.

Le traitement *abortif et brusque* dans les cas les plus importants de la goutte rhumatismale est formellement contre-indiqué, c'est nommer les astringents, les caustiques concentrés et les baumes; ils amènent la constipation, la suppression de la transpiration cutanée, la diurèse seule en résulte.

L'assistance des substances médicales demande une étude élémentaire qui serait instinctive facilement sans la prévention de la prescience du bonnet et de la robe doctorale.

Les agents spéciaux pris isolément donnent ce qu'ils étaient connus antiquement.

Les auteurs modernes ont précisé leurs actions réflèxes, de leur *composition*, de leur *action physiolo-*

gique, des substances *synergiques auxiliaires* ou *antagonistes incompatibles*.

L'anesthésie et le *narcotisme* ont des phénomènes différents d'application et de durée.

L'éther a pour congénère l'alcool et le chloroforme.

L'opium stupéfie les plantes douées de mouvement, il est indiqué dans les maladies éminemment douloureuses. *Ne plus souffrir c'est être à moitié guéri.*

L'opium est l'antidote du stramonium au même titre qu'il l'est de la belladone.

Les narcotiques réagissent sur le cerveau et les organes supérieurs au-dessus du cœur ; les stupéfiants sur tout le système nerveux et sont incompatibles avec les actions actives, évacuantes, stimulantes. Les calmants sont classés être des substances mucilagineuses, oléagineuses, grasses, etc. Les corrosifs agissent immédiatement sur les organes où on les applique.

Les actions chimiques sont trop peu connues pour que leurs effets puissent être dirigés sûrement.

L'anatomie générale est loin de satisfaire au double point de vue de la connaissance des phénomènes de nutrition et des sécrétions à l'état normal, et de la direction des remèdes en général.

BALANCEMENT ALCALIN.

La nature balance sans cesse le mal par le bien. L'homme est sur une balançoire qui fait des mouvements tantôt d'un côté, tantôt de l'autre. L'oscillation du balancier détermine l'harmonie du mouvement. Or, quel est le régulateur de l'être organisé? le *mouvement rotatoire moléculaire*, car, la vie repose sur le mouvement circulatoire moléculaire, traversant l'organisme entier, de cellule en cellule, portant avec lui des éléments toujours neufs puisés aux sources alimentaires.

Ce que l'on appelle la goutte est un état pathologique menaçant le sujet par le défaut de circulation moléculaire.

N'est-il pas rationnel de rechercher une médication qui réussisse à ramener la circulation par le retour de l'appétit, qui n'est autre chose que le signe indicateur de la progression moléculaire. Telle est la prétention légitime de guérir par la médication alcaline, la plus incapable de faire le mal sagement administrée.

On ne peut douter de l'existence d'un remède où tout semble converger à ramener la circulation quand le siége ne se trouve point dans les complications de texture.

L'essentiel est donc de faire balancer la base de la nutrition par le jeu alternatif de la molécule qui expulse devant elle les matériaux viciés et épuisés par les voies sécrétoires et excrétoires. D'ailleurs, les bicarbonates alcalins changent la nature des urines, d'acides elles deviennent alcalines, au lieu de déposer de l'acide urique, elles déposent du phosphate de chaux ammoniaco-magnésien, etc., elles sont plus solubles.

Pour les estomacs délicats nous avons recours au dosage faible qui permet de les infiltrer lentement.

Les alcalins ont une action excitante à la sanguification, ils donnent de l'appétit et ils peuvent être nuisibles à certains tempéraments pléthoriques.

Les eaux alcalines et acidules sont généralement froides et quelques-unes gazeuses.

Ce serait d'une simplicité puérile que de prétendre envoyer droit au système osseux un principe qui lui sert de base, soit de phosphate de chaux, et ailleurs, vers d'autres organes, des agents spéciaux pour un accomplissement rectificatif suppléant à un organisme appauvri et le dotant d'une animation nouvelle.

Le choix et la préparation des diurétiques jouent nécessairement un très-grand rôle dans l'économie générale du goutteux, car plus les remèdes sont d'une assimilation facile, plus ils se prêtent aisément aux modifications nécessaires. Cela est si vrai que la variété des alcalins facilite manifestement les fonctions de l'estomac et ils sont l'intermédiaire qui garantit les tissus de s'infiltrer lentement des compositions les plus contraires à leur nature.

Les *résolutifs minéraux* favorisent les sécrétions, leur effet s'étend sur tous les organes de tout le système végétatif. Leur caractère fondamental est l'exaltation du principe de fluidité.

Les alcalins minéraux conviennent dans la goutte chronique lorsqu'elle est parvenue au degré dyscrasique et qu'elle menace de former des dépôts ou qu'ils existent.

Aux alcalins comme stimulants directs de la sécrétion urinaire, on peut conseiller d'autres diurétiques, à savoir : la scille, les agents émétiques, la digitaline, le bromure de potassium.

Les agents qui font évacuer ne sont pas absorbés, ils sont sédatifs de la circulation. Une chose remarquable, c'est que, lorsque les purgatifs et les diurétiques sont contenus dans une même potion, leur action est négative, ils ne déterminent qu'une irritation dominante sur un émonctoire quelconque. Il y a science à savoir lancer l'alcalin dans notre intérieur à propos.

Chaque faculté excrétoire ne peut pas préjudicier à l'action d'une autre, elle doit être sollicitée par des distances de plusieurs heures d'administration, alors elles se prêtent un secours réciproque; l'augmentation de la sécrétion intestinale ne peut pas être provoquée jusqu'à l'inflammation, celle des reins jusqu'à l'irritation du col de la vessie, elles conduiraient à l'anémie; tout élément qui prévaloit le cours normal est une cause de trouble pour l'organisme.

J'admets, en principe, qu'il ne faut pas toujours suivre la même voie, mais rechercher la vertu des affinités vitales inhérentes aux molécules organiques comme remède.

L'eau de chaux mêlée au lait est très-utile chez les sujets atteints de gravelle urique, et en lavement s'il y a inflammation intestinale, mais elle constipe.

Le phosphate de chaux, par ses deux composés, sert à la réparation du système osseux ; par le phosphore seul, il contribue à la nutrition des nerfs et des centres nerveux.

Le phosphate d'ammoniaque et l'acétate d'ammoniaque sont des agents diaphorétiques diffusibles et de bons antispasmodiques.

Les propriétaires des *Eaux thermales* veulent faire des eaux minérales, suivant la source de leur provenance, un médicament spécifique pour telles ou telles maladies, chacun tire de sa propriété le bénéfice le plus lucratif ; et nous ne craignons pas de dire que l'abus des alcalins a causé plus de mal que l'iode, le mercure, parce qu'on connaît un peu mieux leur danger et qu'on les manie avec plus de prudence.

Malheureusement contre les maladies chroniques les résultats des eaux minérales ne sont pas une panacée universelle, leur vertu est si peu sensible, que leur efficacité flotte suivant le mode de distraction, de l'air, des montagnes, de la villégiature, des sites, des concerts, des jeux, des excentricités, etc., ou des malades incompris dont il reste à savoir si le nom de leur maladie sera la maladie indiquée du médecin à bout d'expédients.

Les eaux minérales et les traitements alcalins sont de ceux *à longue portée*, c'est-à-dire que leurs effets continuent longtemps après qu'on a cessé d'en faire usage. Ainsi, après une saison passée à

Vichy, à Vals, à Pougues ou à Carlsbad, les malades, sous l'influence des alcalins, restent six, huit, dix mois et plus sur leur efficacité; ce n'est pas que les eaux alcalines aient dissout les calculs qui s'étaient formés, elles ont modifié provisoirement la constitution.

Les boissons alcalines ne peuvent se continuer plus de dix jours pour y revenir autant de temps. On suspend pour les reprendre et les continuer après interruption.

La multiplicité des remèdes pour combattre une maladie témoigne de leur infidélité et de l'impuissance de la médecine, mais si les alcalins ne guérissent pas la goutte, ils modifient et modèrent quelques-uns de ses symptômes.

Les alcalins n'augmentent pas seulement la sécrétion urinaire, mais ils dissolvent la partie saline des calculs phosphatiques, surtout ceux de phosphate ammoniaco-magnésien et aussi ceux de l'acide urique. Tous les alcalins sont fondants, ils agissent particulièrement sur le foie. La bile est une humeur alcaline. L'abus des *Eaux de Vichy* cause la goutte viscérale. Les boissons alcalines et acidules excitent la miction des urines plus ou moins abondamment les premiers jours, mais les matières fécales durcissent, vient la constipation.

L'estomac vide renferme très-peu de suc gastrique avant la digestion, mais après l'ingestion des substances alimentaires il augmente et alors il acquiert une très-grande acidité.

Si on administre du bicarbonate alcalin concentré, la sécrétion gastrique est suspendue; s'il est dilulé, après avoir saturé les acides libres de l'estomac, il détermine une sécrétion gastrique très-abondante.

L'incertitude fait *balancer* ; la faiblesse fait *hésiter* ; le caractère minutieux fait *baragouiner*. Parmi les médicaments, les alcalins occupent certainement une place importante, et l'on peut avancer qu'ils sont aussi nécessaires à l'accomplissement de certaines fonctions que l'oxygène est nécessaire à la respiration, au même titre que la présence des acides est une condition de la digestion stomacale des aliments.

On donne les alcalins avec une légèreté singulière, un remède puissant pour guérir est nécessairement puissant pour faire du mal; pris sans indication, ils causent du malaise, une cachexie, un amaigrissement déplorable, parfois la sécheresse à la gorge; alors c'est que l'organisme est saturé de matières alcalines et qu'il y a nécessité d'en suspendre l'usage.

Le sang est naturellement alcalin, mais il l'est dans une certaine mesure de capacité qu'il ne peut dépasser, ou il arrivera à la fin un état spécial qui changera toutes les sécrétions du corps: au lieu d'un bien-être qu'on avait d'abord trouvé, nous avons un état morbide bien plus grave et surtout bien plus irrémédiable que la goutte et la gravelle.

C'est trop hasarder que de penser qu'en faisant

ingérer des alcalins, le sang en sera plus riche. Il faut qu'il y consente.

Lorsqu'il s'agit d'une maladie chronique du foie, ou d'une affection diathésique telle que la goutte, c'est par les alcalins qu'il convient d'agir. Mais ici il faut prendre garde d'aller au delà du but que l'on se propose.

Les eaux alcalines n'ont de succès que dans le cours de la goutte chronique ou atonique, lors des accès, leur emploi est contre-indiqué, ce sont des excitants de crises goutteuses; cependant, hors les crises, les alcalins procurent une amélioration, diminuent la fréquence, la longueur et l'intensité des attaques.

Les alcalins ne sont donc pas des préservatifs, ni des spécifiques de la goutte. On empêche les graviers de s'agglutiner, de grossir, mais éteindre les manifestations, ce n'est pas guérir la maladie, la diathèse persiste, le goutteux reprendra des accès. Pour détruire la diathèse, il faut fouiller le fond de la constitution avec d'autres agents, d'autres moyens.

Les *alcalins* sont des *fluidifiants,* ils changent les fluides humoraux. Ils sont terreux ou végétaux, ou minéraux, ou animal, tel l'ammoniaque.

Les alcalins sont balancés sans cesse par la nature, soit en sels neutres, soit en sels actifs, pour la santé ou pour la maladie, c'est pourquoi il est difficultueux de leur substituer des alcalins artificiels parce qu'il n'y a jamais de transformation chimique dans les organes, la plante puise dans le sol les alcalins pour les fournir à l'animal.

L'*alcali* qui intervient, celui qui existe dans nos aliments, c'est la potasse et non la soude, donc ils n'agissent pas sur le sang d'une manière identique; l'acide urique devient plus soluble dans le sang et dans l'urine sous l'influence des sels potassiques. Les herbivores n'ingèrent pour ainsi dire que des sels de potasse, et les éliminent par leurs appareils.

Quand on fait usage d'un sel potassique, les reins doivent y consentir, aussi le foie, c'en est la sûreté du succès, ou sans cela survient l'encombrement; les doses doivent varier suivant la force de l'affection et de son engouement. La potasse et la soude ont été longtemps confondues. La potasse provient de la cendre des herbes et arbustes terrestres. La soude est extraite de la cendre des plantes marines.

La *pariétaire* contient du nitrate de potasse et beaucoup d'autres plantes ; de même, suivant MM. Garrot et Charcot, le carbonate de lithine doit être administré le plus souvent sous la forme suivante :

Eau chargée d'acide carbonique, 500 grammes.
Bicarbonate de soude,   0,25 centigr.
Carbonate de lithine,   0,10   »

A boire dans un jour par grandes verrées; au bout de quinze jours, les concrétions disparaissent, les urates insolubles du sang sont ramenés à l'état d'urate de lithine très-solubles. Cette boisson est tout à la fois diurétique, puissant et spécifique alcalisant très-énergique.

Le *rhumatisme noueux* n'est pas la goutte, ce sont des productions du tissu osseux; il se rencontre chez les cachectiques, les blennorrhagiques et souvent lors de la cessation des menstrues chez la femme.

L'eau de Seltz, la magnésie, toutes les eaux minérales, bicarbonate de soude, etc., qui tiennent de l'acide carbonique en dissolution, conviennent dans les affections graveleuses, goutteuses, rhumatismales. L'acide carbonique a pour propriété d'éteindre les corps enflammés, être asphyxiant, etc.

L'essentiel est de prendre une boisson qui plaise sans fatiguer l'estomac, ni causer l'irritation des nerfs, ni augmenter la fréquence du pouls, le nombre des battements cardiaques et l'excitation du cœur.

S'il est des maladies à *spécificité*, il n'est pas de remède *spécifique* en tant qu'agent atteignant la cause interne et matérielle des affections rhumatismales goutteuses. Nul remède ne peut agir sur une maladie spécifique autrement qu'il n'agit sur toute autre maladie.

Alcalins ferrugineux. — Nous connaissons un agent manifestement créateur, l'organisme malade qui autorise à en imaginer un autre, le rhumatisme goutteux. Mais qui peut mesurer s'il y a spécificité morbide, la peser, la voir? On juge l'action à ses effets sans jamais toucher à l'agent, celui-ci échappe aux prises armées des moyens les plus subtils d'analyse.

Le sang, les humeurs des goutteux ou rhumatismales ne diffèrent en rien, au point de vue chimique que tout autre individu qui en est exempt.

Il suffit d'observer s'il n'y a pas une action lésante des maladies traumatiques toxiques; dans cette affection commune qui émane des plus profondes sources de vitalité, rien n'est lésion directe et primitive, les humeurs et les tissus traversés après la phlegmasie ne sont pas matériellement influencés et semblent indifférents au paroxysme de ce qu'ils ont souffert.

Qui peut prouver, soutenir ce qu'est la force, la qualité de la nature par rapport à la chose médicatrice ?

Désinfection.	Poisons.	Dépuration.	Antispasmodiques.
Affection.	Insectivore.	Putride.	Névrose.

Anémie.
Alcalins ou Ferrugineux.

Les causes spécifiques sont déterminées par des agents qui constituent une lésion et des troubles spéciaux du sang ou des tissus ou de tel organe en particulier. Les *médicaments spécifiques* ont les mêmes principes qui doivent guider pour déterminer leur propriété d'altérer telles humeurs, tels tissus et tel organe. Ils peuvent aider à indiquer la nature, la spécificité des maladies, mais ils ne peuvent guérir; il n'y a pas de remède spécifique, je le répète, qui puisse avoir une vertu médicale pour amener l'harmonie dans les fonctions organiques et susciter au milieu d'elles un enchaînement d'actes médicateurs, enchaînements parfois longs, difficiles et douloureux.

On considère la spécificité des maladies et des médicaments comme un fait vrai et invariable : cette proposition est fausse, elle n'est que d'une vérité relative avec des nuances variées et des restrictions considérables. Il faut donc trouver des adjuvants, d'autres interprétations d'origine et de fin ; remonter à la lésion élémentaire de la santé, d'après la détermination des espèces de principes immédiats rejetés, en plus, en moins, ou accidentellement, variations qui sont normales pour certains individus ou qui le deviennent pendant la durée de tel ou tel régime, ou qui ne sont qu'un épiphénomène inévitable de quelque changement dans l'activité circulatoire par suite d'aliments ou médicaments ingérés.

UROSCOPIE, TRANSPIRATION.

L'urination est digne d'étude ; envisagée durant certains états morbides accompagnés de fièvre ou autres accidents généraux, l'urine demande un examen particulier. Le médecin au courant de cette partie de l'anatomie et de la physiologie peut remonter à la lésion élémentaire, à l'influence des affections ou trouble nutritif originel d'après la détermination des espèces des principes immédiats rejetés en plus, en moins ou accidentellement. Or, c'est défaire une maladie que de supprimer les produits qui la font vivre, comme c'est tuer une plante que de l'arracher de la terre où elle s'alimente.

Par l'influence de la goutte sur nos principaux organes, il se déclare une *diathèse* ou condition inconnue qui résume toutes les indispositions et maladies dont un individu a été atteint antérieurement.

Il est utile d'étudier à part les urines dont la composition peut être changée par suite de l'arrivée, dans cette excrétion, de principes immédiats qui normalement n'existent ni dans ce liquide, ni dans le sang, mais qui sont accidentellement ingérés comme aliments, médicaments ou poisons.

D'autre part la quantité de principes fixes éliminée *diminue* sous l'influence de la fièvre des phlegmasies aiguës, des désordres fonctionnels un peu intenses, des accès, des maladies du cœur et du foie, etc. Ainsi, suivant les affections, l'urine subit des modifications nombreuses.

Les sédiments composés d'albumine, de graviers, d'urates, d'acide urique, les calculs, etc., tous ces corps étrangers se retrouvent en quantité variable dans certaines maladies du foie ; chez quelques diabétiques et choréiques, les rhumatisants, les goutteux, les graveleux, ces sédiments passent molécule à molécule de l'état liquide à l'état solide et cristallisé, ils ne caractérisent pas une maladie distincte, mais l'exagération de leur production amène un épiphénomène qui accompagne des maladies très-diverses.

Chez les grands mangeurs et buveurs, les obèses et les personnes prenant peu d'exercice, il se crée de l'urate de soude et d'ammoniaque des matières grasses.

L'urination est caractérisée par l'expulsion des principes liquides et des principes solides tenus en dissolution, quand les uns et les autres sont devenus impropres à la nutrition.

En décomposant les urines, la chimie a la prétention de savoir, à un milligramme près, les éléments des aliments que nous absorbons, l'air que nous respirons.

Elle a décomposé nos muscles, nos os, notre sang, etc., et elle a la science de trouver dans nos urines la trace de toutes nos maladies.

Dans l'état normal de bonne santé, lorsqu'il n'existe aucune indisposition, l'appareil digestif introduit les matériaux solides et liquides, l'appareil urinaire et l'appareil sudoripare rejettent les principes liquides et solides usés ayant suffisamment servi à la nutrition de nos divers organes, pendant que l'appareil de la respiration fait l'un et l'autre pour les principes gazeux.

Par conséquent la fonction urinaire ne doit pas être confondue avec celles des sécrétions et des actes qui amènent la production des humeurs. L'action des organes urinaires est purement éliminatrice de principes préexistants dans le sang, et nullement formatrice de composés spéciaux.

L'aspect de l'urine change du matin au soir, aussi bien dans l'état de santé qu'en celui de maladie, c'est pourquoi il est difficile de donner d'une manière précise la composition d'un liquide aussi sujet à varier selon les diverses causes.

L'excrétion urinaire est un contrôle de tous les jours, et, dit-on, on peut y trouver un merveilleux baromètre de son état de santé.

La moyenne de la quantité d'eau rendue en 24 heures par les voies urinaires peut être représentée comme suit : état normal 1284 grammes. Elle varie suivant l'âge, les maladies et le sexe.

Pour qu'il y ait maladie ou altération morbide, il faut que la quantité d'eau rendue dans les 24 heures soit inférieure à 800 grammes ou supérieure à 1500 grammes.

Par l'usage des diurétiques l'urine s'élève de jour en jour, pour descendre et augmenter suivant l'action fluidifiante du sang.

Provoquer une exagération des sécrétions urinaires avec des agents qui n'ont aucune affinité dissolvante pour les produits anormaux, peut entraîner les phénomènes d'irritation d'abord, puis vient l'inflammation et secondairement atrophie et hypertrophie d'un ou plusieurs organes.

Un agent quelconque n'augmente le flux des urines que de deux façons : 1° en stimulant au passage l'organe excréteur ; 2° en faisant varier les conditions de la circulation rénale.

La *qualité* et la *diminution* des urines doivent se rapporter à la fièvre, à l'inflammation, à l'accès.

On est porté à admettre que l'acide urique n'étant excrété qu'en proportion insuffisante existe en excès dans l'organisme.

Toutefois, il ne faudrait pas croire que l'excès d'acide urique constitue à lui seul un caractère absolument pathognomonique de la goutte.

L'excès d'acide urique se rencontre par exemple dans l'inflammation catarrhale de la vessie, des reins et bien d'autres affections où l'acide urique se transforme dans l'organisme vivant en urée, acide oxalique, etc.

C'est une tâche, on ne peut plus difficile, que de chercher à expliquer les causes variées qui peuvent déterminer la formation des sédiments du rhumatisme, de la goutte, de la gravelle, etc.

La goutte, dans l'économie, commence aux voies digestives et tend à se terminer aux reins. Elle se déclare *primo* à la peau, dont les fonctions ont avec celle des reins une grande solidarité. Cette assertion sert aux classiques à différencier que le rhumatisme est aux voies digestives ce que la goutte est aux reins ; de là ils tirent un trait d'union entre les rhumatismes goutteux et conjoints.

Il y a une loi de balancement existante entre les sécrétions intestinales, *urinaires* et *cutanées*, agissant sur la composition du sang auquel elles doivent soustraire certains matériaux inutiles à l'entretien de la vie, aucune ne peut varier sans qu'on voie se troubler l'harmonie nécessaire qui doit exister entre elles.

Les sécrétions urinaires et cutanées se font constamment en sens inverse ; chez ceux dont les urines sont très-abondantes, la transpiration l'est peu et réciproquement.

La constipation est la contre-partie de la trop grande abondance de la diurèse.

L'*alcalescence* de l'urine se montre toutes les fois qu'il y a excès de matières carbonées pendant la digestion ; elle apparaît encore à la suite d'exercices violents, d'excès, etc.

La transpiration prend le nom de sueur lorsque la substance exhalée est liquide et plus abondante qu'à l'état normal.

La sueur varie d'une région du corps à l'autre ; celle de la plante des pieds est acide comme celle de la paume des mains, celle des organes abdominaux est alcaline.

En général, la sueur n'est pas un liquide identique sur toutes les parties du corps.

Qu'une *transpiration* soit contrariée ou brusquement répercutée de l'extérieur à l'intérieur, soit par le froid, soit par l'humidité, il y aura cause à rhumatisme, à catarrhe, de l'asthme convulsif, ou des malaises dont le principal symptôme est une douleur vive exacerbante intermittente, qui suit le trajet d'une branche nerveuse et de ses ramifica-

tions, sans rougeur, chaleur, tension, ni gonflement. Mais encore est-il que la vie n'est possible
qu'en subissant les variations atmosphériques.

L'opinion à laquelle on semble se rattacher, que
dans le rhumatisme goutteux les urines contiennent un excès d'acide urique et un abondant dépôt
d'urate de soude, n'a jeté que peu de lumière sur le
modificateur des urines, car en changeant la nature des urines, on n'a fait qu'un changement en
dépôt calculeux.

Dans le rhumatisme goutteux on peut soupçonner diverses manifestations pathologiques du côté
de la peau, du rein, du cœur en particulier.

L'*uroscopie*. Cette science admet que des *épithélio-
mas* peuvent exister à des muqueuses internes ma-
ades, qu'un suintement, un écoulement plus ou
moins abondant donnera naissance à des humeurs
d'abord liquides, puis solides et cristallisables.
L'uroscopie admet encore que l'acide urique, l'urate
de soude peuvent produire la disposition ulcérative,
comme du pus dans l'intérieur d'un abcès; leur présence dans le sang peut donner naissance à une
dyspepsie et provoquer des symptômes gastriques
prémonitoires des accès si communément observés
chez les goutteux. Souvent toute la maladie n'est
pas dans les graviers des urines et des fèces ou
dans l'existence d'un épanchement séreux, cet
épanchement, cette gravelle dont on cherche à
obtenir la résorption ont leurs causes qui s'opposent quelquefois à la provocation de la diurèse. De

plus, il arrive que celle-ci, provoquée, le résultat thérapeutique n'est pas atteint parce qu'il y a un produit spécial, l'*urate de soude* et des dépôts d'*acide urique* qui n'ont pas les mêmes affinités modificatrices.

L'*anasarque* est une hydropisie des voies urinaires, enflure commençant par les jambes, puis s'étendant à tout le corps ; ces accidents sont la conséquence d'une rétention incomplète et une émission insuffisante de l'urine.

Conséquemment il se produit pour qui commente la goutte ce phénomène qui se présente au voyageur dans les pays de montagnes. Il aperçoit une cime, il croit que c'est la plus élevée de la chaîne, il la gravit avec peine, puis, lorsqu'il est arrivé suant et haletant au faîte, il découvre un autre sommet plus élevé qu'il lui faut encore atteindre.

Les naturalistes ont observé que les volatiles et les animaux sauvages qui, à l'état de liberté, rendent peu d'acide urique dans leurs urines, en rendent davantage lorsqu'on les retient en captivité, et qu'alors leurs articulations se déforment ; ils ne peuvent plus marcher et meurent de la goutte.

Toute interruption des produits acides des sécrétions cutanées et urinaires et, consécutivement, diminution de l'alcalinité du sang par un travail inflammatoire, favorise la formation des concrétions uratiques et uriques dans les tissus, principalement lorsque ceux-ci présentent une réaction moins franchement alcaline que ne l'est le sang.

La formation des concrétions ou *tumeur topha-cée* coïncide avec une insuffisance de l'excrétion rénale. Le rein peut être atrophié, avoir des kystes ou des hydatides.

Dans la goutte l'ensemble des phénomènes, soit à l'intérieur soit à l'extérieur, sont la conséquence d'une activité morbide qui en elle-même n'est point saisissable par les sens, mais peut être reconnue par l'ensemble de ses effets.

L'influence des boissons fermentées distillées sur le développement de la goutte ; c'est là une des vérités les mieux établies en médecine, et l'on est en droit de se demander si l'homme privé de ces boissons eût jamais connu la goutte et la gravelle.

Le cidre pur a une influence prédisposante au rhumatisme, à la goutte, ils eussent été plus communs en Normandie si on ne l'eût coupé d'eau : comme la bière forte et le vin, il doit être mouillé.

La quantité d'alcool que contient une boisson n'est pas une influence certaine relativement à l'excitation à la goutte. La viande et les liqueurs très-nutritives peuvent être considérées propres à amener cette *pléthore inflammatoire* qui dispose à être rhumatisant.

Les légumes, les fruits favorisent la diurèse.

On estime qu'un kilogramme d'urine égale un kilogramme de blé.

Il existe dans la goutte et la gravelle cette ressemblance que ces deux affections se rencontrent chez des sujets qui ont une constitution semblable et sur l'évidence qu'elles cèdent aux mêmes remèdes.

La médication doit *écrémer*, *décrasser* pour ainsi dire de tous les sédiments et produits morbides le sang, les urines, les tissus et les organes, sans attaquer l'organisme et les principes de la vie.

Les amas qui se forment dans l'épaisseur des tissus tendineux ne sont pas des concrétions constituées par l'acide urique appelé aussi *acide lithique*, la réalité est qu'ils sont formés par de l'*urate de soude*.

L'augmentation des urates (avec ou sans dépôt d'acide urique libre) paraît coïncider intimement avec les affections goutteuses rattachées à ce qu'on nomme diathèse urique, maladie dans laquelle on voit cet acide se précipiter de l'urine à l'état cristallin. Un pareil phénomène s'observe d'ailleurs dans d'autres conditions morbides.

Normalement, il n'existe pas d'acide urique libre, non combiné ou conjugué dans l'urine de l'homme; ce n'est même pas du sang que vient l'acide urique, mais bien des urates eux-mêmes qui existent dans le sang, et c'est dans l'urine une fois excrétée qu'ils se forment.

Des substances thérapeutiques qui passent dans les urines, que la chimie permet de retrouver, on cite les iodures, le sulfate de quinine, le fer, l'arsenic, le mercure, le plomb, l'antimoine, l'opium, la térébenthine, le copahu, l'alcool, le sucre, le sel de cuisine, le colchique, la lithine, le nitrate de potasse, l'acide benzoïque, les carbonates alcalins, etc. Les substances qui varient l'état des urines sont les acétates de potasse, de magnésie, de soude, les citrates et les tartrates, l'acide oxalique, etc.

COMMENTAIRES SUR LES PURGATIFS.

La médication purgative comprend tous les agents dits *purificateurs*, elle est congénère aux *évacuants* et aux saignées.

Pour le traitement de la goutte, les purgatifs et les diurétiques sont deux alliés qui se complètent.

Les *drastiques* sont des purgatifs trop énergiques qui, dans la goutte, sont rarement nécessaires ; à dose élevée, ils sont violents, toxiques et irritants.

Les *laxatifs* entretiennent la liberté du ventre, et sont insuffisants, particulièrement dans les accès de goutte.

Lorsque les voies digestives sont irritées, on peut avoir efficacement recours à la méthode peu connue des lavements purgatifs ingérés dans l'intestin.

Toute substance qui sollicite au dehors une sortie de matières quelconques est évacuante ; tels sont les vomitifs, les purgatifs, les diurétiques, les sudorifiques et les saignées.

On classe les évacuants en famille :

Les euphorbiacées ;

Les convolvulacées ;

Les cucurbitacées et ceux du règne minéral.

Les euphorbiacées, en particulier, et quelques autres purgatifs, ne peuvent être longtemps continués sans un grand dommage pour la santé, tandis que les purgatifs salins ont, en général, de l'innocuité, sans amener vers l'estomac des troubles manifestes.

Tous les évacuants utiles dans la goutte rhumatismale sont ceux qui ont la propriété de provoquer les sécrétions gastro-intestinales, et celles des glandes annexes, d'ouvrir l'appétit, d'accélérer le cycle fonctionnel, de renouveler la masse sanguine, les tissus, et en outre, d'abattre l'éréthisme phlegmasique ou fébrile, d'amener la sudation, et d'établir vers la muqueuse digestive une révulsion favorable.

Extraire les sédiments goutteux seuls, c'est à n'y pas songer ; c'est donc par une irritation plus ou moins vive des sécrétions biliaires et pancréatiques, et l'évacuation du produit commun de ces sécrétions, mêlé avec les matières qui existaient dans les intestins avant l'administration du médicament, que l'on obtient l'entraînement des produits morbides.

Dans la goutte, le purgatif n'agit pas, parce qu'il détermine des évacuations alvines, etc., mais parce que l'irritation locale qu'il détermine se substitue à l'inflammation maladive ; aussi le choix de l'évacuant est important, la dose doit être proportionnée à l'intensité de la douleur, une action violente est préjudiciable à la santé.

Les sels neutres sont convenables, parce qu'on peut en répéter l'emploi pour modifier la phlegmasie gastro-intestinale.

Il faut être pénétré qu'il y a un certain art à se purger, qu'il se trouve dans cette loi générale, à laquelle obéissent les capillaires, de s'abreuver dès qu'ils sont vides. Qu'en ce cas, *purger c'est centupler la vie d'absorption*.

La matière médicale regorge de purgatifs, on les a divisés en plusieurs séries :

1° *Drastiques*.

2° *Cathartiques*.

3° *Laxatifs*.

Les espèces purgatives qui donnent lieu à la diarrhée se comportent d'une manière différente les unes des autres, par une vertu spéciale qui détermine des évacuations par un émonctoire sur lequel elles agissent par relation.

Le tartre stibié, l'ipécacuanha, la violette, la graine de moutarde, n'ont de puissance que par l'inflammation qu'ils déterminent.

Les sels neutres salins sont les plus inoffensifs, particulièrement le sulfate de magnésie, les végétaux euphorbiacés après, les métalliques et les caustiques plus actifs.

En appliquant sur la peau dénudée et sur les membranes muqueuses accessibles à la vue des substances purgatives diverses, les unes irritent légèrement et passagèrement, les autres enflamment profondément la partie ; d'autres sont vésicantes ; enfin, il en est qui produisent un véritable catarrhe intestinal, et les purgatifs musoco-sucrés inertes.

On a comparé l'usage de la purgation à l'habitude du tabac. Plus l'on purge, plus on a besoin d'évacuer.

L'action osmotique des purgatifs varie suivant la pesanteur et la proportion des solutions avec lesquelles on opère :

1" Si la dose est forte, presque tout est éliminé par l'intestin.

2° Si la dose est moyenne, une certaine quantité passe dans le sang, purge peu, et de là dans les urines.

3° Si la dose est faible, la plus grande quantité pénètre dans le torrent circulatoire, produit la sueur, les fèces sont nulles et remplacées par la constipation, même arrètent la diarrhée.

Le sulfate de magnésie, donné tous les deux jours à la dose de 60 grammes, dans deux verres d'eau, provoque la résorption des produits goutteux et une diarrhée nerveuse, en agissant sur la membrane musculeuse des intestins.

Le sel de cuisine, introduit dans le tube digestif, produit des effets purgatifs, en déterminant, par irritation, un courant du sang vers l'intestin.

Le canal des intestins a sept fois la longueur de l'individu.

L'agent purgatif, violent et répété, détermine une vésication qui se couvrira de *fausses membranes*, telles qu'un vésicatoire mis en contact avec la peau, c'est pourquoi, à une distance réglée, on administrera des boissons ou des lavements caustiques.

La nourriture exerce beaucoup d'influence sur la qualité des excréments, il en est de même pour le temps de leur séjour dans l'estomac, les intestins ou la vessie.

Pour les adultes, leurs déjections contiennent plus de principes azotés que ceux de la jeunesse, dont les propriétés nutritives sont distinctes, pour concourir à leur développement.

Plus le séjour des excréments est long dans le gros intestin et la vessie, plus ils y produisent d'irritation et d'obstacles pour leur expulsion.

Les substances qui ne peuvent se dissoudre dans les liquides digestifs, et qui ne peuvent se changer en parties constituantes du sang, le corps les expulse sans les digérer dans les excréments. Donc, quand on considère les garde-robes et la digestion comme synonymes, on transporte une action, parce que la digestion et la formation des excréments n'ont absolument rien de commun l'une et l'autre.

Chaque individu échange la matière avec une vitesse différente.

Les produits de la désassimilation du corps se rassemblent en partie dans des réceptacles creux du corps, la vessie, les poumons, la vésicule biliaire, pour être éliminés par l'urèthre ; *l'urine* est le liquide qui a le privilége de rejeter du corps la plus grande partie des sels, puis l'intestin.

Les matières excrémentitielles occupent toutes le dernier degré de la décomposition avec l'élimination par la peau.

Les reins sont des organes chargés de séparer du sang les principes formés par désassimilation. Tant qu'il y a compensation entre la sanguification et l'élimination, le corps ne souffre aucune altération dans sa provision générale de matière. Cet équivalent se maintient dans l'échange des matières, et c'est lorsque l'échange des matières discontinue que l'équivalent est détruit et même peut se convertir en infirmité.

Lorsque les instruments de la vie physiologique sont énervés, la vie de relation n'est plus incitée, une sorte de mutisme et d'indifférence domine le malade, l'exhalation cutanée est interdite, la peau devient calleuse, tout afflue et reflue vers les tissus muqueux.

L'action putride tend à se mettre en circulation et à jeter vers les centres nerveux un principe mortel de destruction. Cette situation réclame de l'énergie et de l'habileté. Quelquefois, sous l'influence d'une féconde inspiration, surgit une médication qui aide et frappe la cause si éminemment inquiétante. Si on ne peut vaincre la crise, il faut ramener les sécrétions et les excrétions.

Ainsi les fonctions de la vie de relation rentrent peu à peu dans leurs exercices normaux par l'action des évacuants qui est indispensable à la résorption.

Les faits prouvent que l'inflammation aiguë rhumatismale suspend totalement la sécrétion locale là où elle existe et qu'elle devient alors un véritable poison pour l'économie.

Il n'existe qu'un poison : l'ignorance !

Ce ne sont pas les médecins qui ont inventé ni découvert les plantes purgatives. Ce sont les bêtes à l'état sauvage.

Il y a dans la théorie purgative quelque chose de bien séduisant, celle de se purger simultanément en triple manière et par des agents divers, savoir : la magnésie calcinée par la bouche, le nitrate de potasse en clystère par l'anus, aussi par la peau l'eau sédative. Je n'exagère pas les moyens évacuants et l'on n'est pas plus fatigué que par un seul. Quelle que soit l'opinion qu'on se forme sur la nature de la diathèse phlegmasique, le traitement de la goutte exigera qu'on se procure une ou deux selles par jour.

Les excréments par purgation et la défécation diarrhétique peuvent être comparés à l'animal nourri au vert, c'est une dilution irritative.

La puissance des purgatifs est en raison de leurs propriétés inassimilables, ils sont indigestes, et c'est parce qu'ils sont indigestes qu'ils sont des évacuants, que l'organisme s'efforce de les rejeter avec plus ou moins d'énergie et de promptitude selon leur caractère d'incompatibilité et l'absence, en eux, des principes assimilables.

Le gros du public ignore les ressources de la médication purgative. Tous les goutteux qui dédaignent les évacuants ou les malmènent, deviennent impotents, perclus de douleurs, qui, véritables baromètres, prédisent les changements de temps. La purgation opportune vient porter une vie nouvelle à toutes les parties de l'organisme en favorisant les exigences évolutives des aliments assimilables.

Toutes les eaux minérales salines sont évacuantes, purgatives ou diurétiques, car toutes contiennent en dissolution des principes inorganiques non assimilables que l'organisme a hâte d'expulser.

Je constaterai que les purgatifs administrés au moment des repas ont été préconisés par quelques docteurs, d'autres les ont condamnés sans réserve, car l'effet des purgatifs est d'abord de provoquer des *hauts* et des *bas*, en résumé ceux qui sont connus par une action spéciale sur le gros intestin s'y exécutent.

Bien entendu que les purgatifs s'administrent le plus éloigné que possible des repas, 3 à 4 heures après.

Deux tactiques différentes opposées, mais qui, à mon avis, loin d'être opposées se complètent en les unissant, c'est l'administration de purgatifs, d'agents caustiques diurétiques à une distance réglée de quelques heures, sans mélange de l'un avec l'autre, pour opérer des *réactions* favorables, ce que j'ai déjà dit; quand un moyen est impuissant, c'est à l'autre qu'il faut s'adresser.

Mal avisé serait celui qui ne contre-balancerait pas par une bonne nourriture l'action purgative.

Les purgatifs guérissent à côté de la maladie, c'est dire qu'ils empêchent par sédation la propagation de ses produits morbides. Quand on a échoué par l'usage des agents dits spécifiques on peut espérer combattre, isoler avec des évacuants une affection rebelle. Déjà dans la goutte, comme dans beaucoup d'autres maladies non titrées, toutes semblables, toutes égales, les purgations sont passées à l'état de formule, mais c'est une formule, et en thérapeutique on ne vit que de formules.

Quand rien ne vient entraver les efforts de la *nature* c'est par quelque évacuation plus ou moins abondante qu'elle ouvre une porte pour empêcher notre santé de se détériorer.

Il est des gens pour qui l'administration d'un simple minoratif est une grosse affaire et qui exigeraient presque, s'ils l'osaient, qu'on fît luire le soleil lorsque le soleil leur est nécessaire, qu'on leur envoyât de la pluie quand ils jugent qu'il y a trop de poussière ou que leurs champs ont besoin d'eau.

Un goutteux qui supporte des degrés divers d'évacuations n'est ni près de périr ni même sur son déclin, les évacuants font une trouée dans les fluides en épuisant l'organisme, l'effet primaire apparaît comme un soulagement, alors s'il se trouve lesté en bien il recommencera la manœuvre.

L'abus des purgatifs plonge les sujets dans l'état *anévrosique* ou d'épuisement nerveux, qui arrive comme conséquence d'un tempérament antipathique ; ainsi ils sont fatigués par surexcitation, pesanteur à la racine du nez, qui est le symptôme d'affaiblissement moral du *moi* ou de l'organe de l'individualité qui correspond à la boîte osseuse du crâne ; celle-ci semble être vide, les membres sont courbaturés, mollesse et faiblesse qui portent au sommeil ou refroidissement.

Beaucoup de littérateurs ont exagéré les inconvénients des purgatifs. Jamais ils n'ont déterminé de maladie à ceux qui les tolèrent. D'ailleurs il est de ces auxiliaires de nécessité ; ce sont des modificateurs d'une incontestable utilité contre l'*induration chronique* des tissus, etc.

Chez les goutteux ce qui est manifeste c'est que la stagnation des sécrétions dans les glandes qui les fournissent devient produit morbide.

L'expérience est aussi nécessaire à la conception de la maladie et du remède que les points de comparaison le sont à notre jugement, la question de priorité entre les moyens que nous devons préférer se réduit à une question individuelle que nous percevons d'une façon ou d'une autre suivant que la nature est subjective, et suivant les caractères généraux du sang comme les ressources de ses éléments réparateurs.

La force et l'ordre organique sont indispensables à l'idée d'un remède, en d'autres termes pour que nous ayons l'idée d'un remède il faut non-seulement que la force nous revèle sa puissance, mais encore que la puissance soit soumise à l'ordre organique. Ces deux conditions forment en quelque sorte les deux termes d'une équation des mouvements d'une nature non altérée.

L'agitation qui marque le commencement des accès goutteux dépend d'une action spéciale qui se communique de la région interne supérieure des centres à la région postérieure des pieds, des genoux, des coudes, des mains, etc. Ainsi on doit être porté à croire que l'ensemble et la succession des symptômes de la phlegmasie goutteuse se passent aux vaisseaux dans lesquels circulent les fluides de l'économie animale. Il faut pour amener les crises que les conditions de la vie soient atteintes dans leur milieu; or, deux choses sont nécessaires à la vie : un organisme et un milieu convenables. Il suffit donc de l'abolition ou de la diminution de la motricité par une inflammation pour qu'il existe des troubles dans la nutrition des nerfs.

Il y a entre les diverses parties de l'appareil musculaire du tube digestif une synergie évidente en vertu de laquelle le gros intestin agit sympathiquement sur celui grêle et sur l'estomac, de même que l'estomac et l'intestin grêle peuvent agir sympathiquement sur lui, si bien que la régularité des contractions de l'une de ces parties dépend de la régularité des contractions de l'autre. Les purgatifs répondent à l'indication fournie par la nature qui choisit souvent, pour voie d'élimination des poisons immédiats ou médiats, la membrane muqueuse intestinale. Or, les purgatifs substituent une phlegmasie gastrique à une phlegmasie arthritique.

La *constipation* est une condition anatomique des fièvres et des inflammations ; de même à une époque avancée de la vie par les progrès de l'âge les muscles intestinaux perdent leur ressort, au même titre que tous les muscles de la vie animale, alors, soit par atonie musculaire, soit par un obstacle mécanique qui s'oppose à la sortie des matières par la diminution du calibre des vaisseaux, les fèces durcissent, deviennent substance irritante, même corrosive, etc.

La doctrine d'une substance humorale, âcre, des virus, etc., circulant dans le sang, perd tous les jours de ses partisans; la suppuration n'est pas une chose bienfaisante. Ainsi la suppuration est un fait au moins inutile, et c'est dans tous les cas une cause d'épuisement puisque l'on sait aujourd'hui que la goutte produit des urates, de l'acide urique, de l'urée.

La médication purgative a ses détracteurs et ses partisans. Rien encore, dans l'étude des humeurs intestinales, ne justifie bien les hypothèses admettant une action *purgative* ou dépuratrice qui serait obtenue en déterminant l'exagération de la secrétion des follicules intestinaux à l'aide de certains sels, des résines, de diverses huiles, etc., dits purgatifs. Rien enfin n'indique la nécessité, ni même l'utilité pour l'économie de répéter cette action de temps en temps en dehors des circonstances qui exigent, soit de ramener cette sécrétion suspendue, soit une déplétion de l'appareil circulatoire et celle de la congestion intestinale temporaire, congestion diminuant celle de quelque autre appareil et substituant un mal moindre à un autre.

Dans la goutte on doit passer outre devant beaucoup de considérations, en présence d'accidents plus redoutables, tels que congestions quand le bol excrémentitiel ne descend pas dans le rectum, qu'il ne glisse pas, ou qu'il y a demi-évacuation ; dans le cas ou chaque fois qu'on va à la poste on ne dépose pas toutes ses lettres, il en résulte une accumulation à une hauteur telle qu'on ne peut atteindre le complément fécal par le rectum, évidemment il convient d'administrer un drastique pour conjurer une attaque, une apoplexie. Par contraste, des gens restent 15 jours et plus sans avoir des selles et sans être incommodés.

Enfin certaines idées théoriques sont : de voir que de toutes les propriétés attribuées aux purgatifs, l'exaltation du mouvement péristaltique reste seule prouvée, d'elle seule provient la diarrhée.

Les purgatifs sont utilisés pour produire des

effets généraux et une dérivation dans certaines hydropisies et s'il survient de violentes douleurs dans la région iliaque gauche ou droite, Les évacuations continuelles agissent comme moyen de déplétion et par conséquent comme antiphlogistique. Les évacuants qui possèdent les vertus antigoutteuses ne peuvent être que ceux qui se combinent avec les produits morbifiques de cette affection,

La *diarrhée* reconnaît pour cause commune une irritation, une inflammation de l'appareil gastro-intestinal, une simple phlegmasie catarrhale, diarrhée nerveuse se propageant à diverses glandes.

Non-seulement les évacuants sont utiles dans la constipation, mais encore les faits démontrent l'efficacité des purgatifs dans la diarrhée et dans le traitement de la dysentérie pour qu'à cet égard on puisse élever le moindre doute: on ne doit pas considérer les purgatifs dans certains cas comme évacuants, tandis qu'il faut voir aussi l'agent irritant ou substituteur. Les réactions des purgatifs s'obtiennent avec l'acide salicylique ou le bromure de potassium.

LAVEMENT, CLYSTÈRE, REMÈDE.

Tout le monde sait ce que l'on entend par ces mots. Le clystère s'embouche au bas des reins à l'endroit où le dos change de nom.

Les lavements ont été inventés par des constipés: *tous les méchants sont constipés.* Même en reconnais-

sant l'exagération de cette sentence, il n'est personne qui n'ait eu l'occasion de constater sur elle-
même l'influence tranchée comme cause morale et
physique des petites misères de sa vie intime, soit
la liberté du ventre, contre l'embarras prolongé des
intestins qui transforme les natures les plus heu-
reusement organisées : le caractère doux et bon se
pervertit, il devient impressionnable, acide, morose,
agacé. Généralement une constitution saine n'est
ni constipée, ni diarrhétique, c'est lorsqu'un de
ces états domine que l'on éprouve des malaises, et
ce qui est l'écueil thérapeutique c'est le choix du remède à employer. Quand on est forcé aux remèdes,
que de divergences sérieuses semblent s'élever,
lorsque l'eau fraîche seule ne suffit plus. Le froid
diminue la contractilité, la chaleur stimule, l'action
des alcalins favorise le mouvement nerveux, celle
des acides la détruit ; s'ils sont forts, ils coagulent
le sang.

Le soir, avant de se coucher, un clystère d'eau
fraîche est une action opposée à la chaleur climatérique du lit.

Le lavement est une injection qui débarrasse la
vulve iléo-cæcale des matières fécales qui s'y accumulent chez l'espèce humaine, comme chez la
femme les injections lubrifient les mucosités du
vagin.

Les méthodes que l'esprit humain nous a indiquées comme devant conduire à la vérité, nous ont
fait savoir que les clystères produisent des effets

variés selon la nature du fluide ou des substances employées à leur préparation, ce qui est d'une grande ressource lorsque l'on a les voies digestives irritables.

On sait encore que les substances médicamenteuses prises en clystère agissent plus vivement que si on les porte dans l'estomac, mais il faut pouvoir les retenir. Les doses sont ordinairement doubles de celles administrées par la bouche.

Il faut débarrasser l'intestin rectum des matières stercorales par un lavement d'eau pure précédant celui médicamenteux. Un lavement d'un demi-litre se retient plus longtemps facilement qu'un d'un litre. Peu de temps après un repas il occasionnerait une indigestion; il n'en est pas de même avant que de manger, car on peut prendre un clystère vingt minutes avant de se mettre à table et le garder jusqu'à effet évacuant.

Par les lavements on peut arrêter ou provoquer la diarrhée.

C'est l'eau fraîche qui est préférable.

C'est une erreur de croire que les lavements sont capables de servir à l'alimentation quand l'introduction nourricière est interdite par l'estomac. Le gros intestin n'est pas conformé pour cela, et les substances nutritives, pour avoir cette qualité, ont besoin de subir le travail préalable buccal et stomacal; loin de se prêter à leur absorption, ils font l'effet de corps étrangers excitant à évacuer comme une purgation.

L'estomac a des sucs qui modifient les aliments et les médicaments ; par l'anus il doit y avoir aussi altération mais par des produits bruts.

Parfois on ne peut introduire dans l'anus la canule, c'est quand des contractures musculaires supérieures font remonter les muscles grands fessiers vers la région lombaire. En effet l'ensemble des fonctions est compromis depuis la ligne périnéo-anale jusque vers l'ombilic et se trouve refoulé vers les régions supérieures, il y a souvent accumulation de matière ou de sérosité.

A 500 grammes d'eau fraîche les lavements peuvent remonter jusque dans le *cæcum*, et en poussant avec violence, le liquide peut pénétrer dans l'intestin grêle en forçant la valvule de *Bauhin*. Ainsi on peut espérer porter aussi loin que possible les agents topiques à l'aide desquels on modifiera l'état phlegmasique de l'organe.

Dans la constipation un lavement à l'eau froide contracture quelquefois assez les centres nerveux en innervation. L'eau tiède aura une action opposée, la dilatation.

Toute diarrhée est au canal alimentaire ce que le catarrhe pulmonaire est à l'appareil respiratoire, et l'on pourrait nommer à bon droit *catarrhe intestinal* les douleurs abdominales.

L'eau tiède finit par augmenter l'atonie intestinale. De même il ne faut pas réveiller les contractions paresseuses intestinales jusqu'à l'irritation, ce serait établir l'habitude du clystère.

Les lavements évacuants drastiques peuvent avoir l'effet d'une saignée, leur continuation finissant par former dans le gros intestin une espèce d'épiderme ou fausse membrane qui le tapisse et l'oblitère.

Qui n'a pas remarqué que certains animaux de l'espèce canine, lorsqu'ils ne peuvent obtenir l'évacuation naturelle, se frottent et s'usent l'anus contre le sable, la terre et les pavés. Il y a, dirait le bon Lafontaine, l'intention dans leur instinct de provoquer une simple irritation substitutive en aide aux bols excrémentitiels qui ne peuvent cheminer vers le dehors.

L'autruche engorge de l'eau, puis son long bec lui sert de clysopompe.

MÉDICATIONS EXTÉRIEURES.

Les théories médicales ne se démontrent pas mathématiquement; après qu'on les a établies en s'appuyant sur des faits généralement connus, on ne peut que les vérifier en cherchant si elles permettent d'expliquer les autres phénomènes que l'on peut découvrir.

Que le rhumatisme goutteux occasionne des désordres articulaires aux pieds, aux mains, à la hanche, etc., ces métastases n'en constituent pas moins une corrélation, c'est que la goutte est une conséquence inévitable d'une force majeure en opposition avec la force de circulation naturelle relative à la vie.

Le massage, le brossage, la lotion, ou un système d'agitation, d'ébranlement et de secousse sont comparés par les métaphysiciens comme les différents tons de la *musique*, qui ne viennent que de la diverse promptitude de l'air sortant ; ces traitements externes ont un effet sur le système nerveux qui produit un mouvement fluidique de la peau : tous les fluides se heurtent de l'intérieur à l'extérieur.

Les traitements en forme sont impuissants à protéger contre la goutte ; cependant s'il survient un écoulement de sang appelé hémorrhoïdal, les accidents vagues de la goutte se dissipent, et ce fait naturel les saignées ne peuvent le remplacer, la nature étant inimitable.

Tous les régimes hygiéniques sont une protection contre la maladie. Lorsqu'ils sont inefficaces et que le flot monte toujours, que l'on se sent submergé par une inondation malsaine, on fait des réformes, on croit à une restauration, mais lorsqu'ils ne réussissent pas, le doute produit la curiosité, la curiosité engendre l'inquiétude sur les moyens propres à se reconstituer en bonne santé.

Certains malades accusent qu'il leur semble qu'un filet d'eau dégourdie coule le long du membre correspondant au pied envahi, les autres se plaignent d'une sensation de froid. Chez la généralité, l'éruption soudaine du calorique se précipitant avec plus ou moins de violence, on constate un gonflement œdémateux qui oppose une digue à la circulation sanguine.

Cette *chaleur de la peau* n'est pas accompagnée de sueur. Cette fièvre est quelquefois jointe à une éruption miliaire, blanche, rouge, analogue à celle de la roséole.

La peau, enveloppe fluidique légère, ne doit pas être excoriée par des moyens violents qui atrophient sa constitution. Dans la goutte les applications externes n'agissent pas contre la cause, mais contre l'effet de cette affection et rien de plus.

Toutes les fois qu'il existe une douleur vive, on peut en débarrasser le malade pour un temps plus ou moins long par des applications anesthésiques locales.

Généralement tout contact épidermique peut servir de voie à la transmission d'un principe morbide.

En France, il est d'usage de laisser embrasser les enfants par tout le monde, on ne saurait trop protester contre cette détestable habitude, parce que la muqueuse des lèvres et des yeux absorbe facilement la maladie d'un étranger et qu'un baiser peut porter la trahison de la santé.

Les Anglais ont remplacé l'abus du baiser par une gracieuse poignée de main.

Ils évitent également de laisser les enfants coucher avec leur bonne..., sage prévoyance dont ils se trouvent bien. Les bonnes doivent se contenter d'embrasser les enfants sur les cheveux et sur les mains.

La peau est un organe essentiellement exhalant et absorbant qui, par une infinité de pores (on en compte plus de deux millions), met notre organisme interne en communication avec l'air qui nous entoure ; ces pores qui possèdent la double propriété de rejeter nos humeurs transpirables et d'absorber les fluides atmosphériques constituent un second appareil respiratoire. Leurs fonctions exhalantes et absorbantes sont aussi nécessaires à la vie que celle des poumons.

La peau est exhalante, mais elle est absorbante des maladies contagieuses et spécifiques.

Le derme sert d'enveloppe générale, unit toutes ies parties de l'être en un seul faisceau.

Tous les animaux à qui on a rendu la peau imperméable à la transpiration sont morts asphyxiés dans un délai d'autant moindre que l'on avait plus complètement fermé les orifices des émonctoires. La transpiration cutanée est donc une fonction bien importante, puisque supprimée en partie elle donne une altération du sang, et, supprimée en totalité, elle amèœe la mort.

C'est pourquoi on doit éviter de mettre même partiellement obstacle à la circulation des fluides dans les pores avec des applications de corps gras, gélatineux, résineux, cirages, etc., qui asphyxient les téguments externes.

Tous les êtres vivants sont manifestement confinés dans des milieux dont ils ne peuvent s'écarter sans danger.

Hors les maladies qui se communiquent des parents aux enfants, la cause première de toute perturbation est toujours le fait d'un contact *extérieur malfaisant*.

Tous les tissus mis à nu et surtout disposés en membranes ont la propriété de sécréter. Or, on peut avancer qu'un vésicatoire même n'aura pas la vertu de faire exsuder les productions d'un gonflement goutteux; si la goutte était une matière logée dans les pores des muqueuses, par une affinité chimique on pourrait l'en faire sortir, comme on exprime une éponge, alors un même corps ne pourrait l'émettre indéfiniment.

La douleur est *critique* ou *morbide*, et ces deux espèces développent sans exception des *névroses*. On se méprend facilement sur l'influence primordiale des accidents de la goutte et sur les signes caractéristiques de l'époque de son inoculation.

Une première attaque de goutte sera toujours le dénouement d'une affection chronique arrivée à l'état douloureux, dont nous ignorons les précédents et dont toutes les phases nous sont obscures.

Dans la goutte on n'est pas autorisé à croire qu'une action isolée, spécialement dirigée sur une douleur aux mains, aux pieds, aux mâchoires, etc., puisse rétablir le fonctionnement de ces organes; l'être animé a une susceptibilité nerveuse qui reçoit promptement des impressions différentes, c'est à l'ensemble des parties constituantes qu'il faut porter secours, rechercher particulièrement les aliments assimilables. Tous les efforts ne peuvent avoir qu'un seul but, *celui de rétablir le cours de la molécule nutritive*, seule elle peut rendre la fluidité des humeurs.

L'action propre à un organe dépend du jeu régulier de tous les organes, on s'égarerait étrangement en voulant réagir localement contre un seul en négligeant l'ensemble sympathique. L'application sur un point douloureux d'un agent *répercussif astringent* est suivie fréquemment d'un déplacement plus ou moins rapide de la même congestion sur quelque organe différent ou éloigné du primitif, trop souvent la répercussion est un moyen hasardeux et même dangereux.

Dans les *accès aigus*, les phlegmasies ou les congestions doivent se traiter comme de simples inflammations, par des calmants appliqués sur le derme externe. Les moyens extérieurs doivent se limiter à faciliter la circulation et à éviter la stagnation sanguine.

Les symptômes locaux sont ceux qui doivent instruire le plus sur la nature du rhumatisme goutteux, et autant que l'on pourra faire marcher le traitement général avec le local on devra le pratiquer.

Quelle que soit la douleur, le goutteux ne doit pas s'affaisser sur lui-même. Tous les organes internes se ressentent de l'attitude externe qui exerce une influence plus ou moins salutaire : on peut se rendre compte du dégagement qui s'opère sur tous les viscères quand on se redresse un peu fort, en effaçant les épaules, quoique ce genre de redressement se fasse par une sorte de rectitude. Tous les fluides acquièrent en peu de temps toute la valeur qui leur est naturelle et qui est résultante de la liberté et de la régularité des mouvements des organes, liberté qu'ils ne pourraient avoir dans l'état d'inclination vicieuse.

Par l'habitude de se couvrir de lainage, la peau qui en avait supporté le contact finit par y être indifférente.

La peau réunit presque tous les éléments de l'organisme, fibres, nerfs, vaisseaux, artères, veines, muscles, glandes, conduits sécréteurs et excréteurs, etc., à sa surface se passent les importants phénomènes de l'exhalation et de l'absorption pour les substances digérées qui ont fait partie constituante de l'économie.

Des recherches contradictoires ont été tentées pour éclairer toutes les formes cutanées anormales particulièrement entre ces quatre diagnostics :

Douleur, chaleur, gonflements érectiles.

Douleur, rougeur, tumeur.

Douleur, développement, dermatose.

Douleur, dartres internes.

Les existences internes, nous ne pouvons les saisir avec nos sens, ni leur assigner un siége dans l'économie. Sommes-nous plus avancés avec notre vue extérieure ?

Le mot dartre a des synonymes usités de préférence, c'est l'érysipèle, c'est l'herpétisme, ce dernier mot dérivé du mot latin *herpes*, sous lequel Galien a groupé les diverses altérations de la peau.

A un âge donné la peau a des cals, elle s'est très-épaissie ou est sèche, ou la transpiration cutanée se trouve interceptée par une matière calcaire, alors la sueur est interceptée par une coagulation et insuffisante ; nous n'avons pas d'autre expédient que de nous adresser à un organe correspondant, tels les reins qui sécrètent l'urine ; en provoquant cet organe nous établissons une sorte de compensation. Quelquefois encore les glandes nasales ne fournissent plus suffisamment leur liquide spécial.

Lors des premiers froids, le sang abandonne la superficie, il reflue vers les viscères intérieurs; alors dans ce cas il faut faire des frictions, déterminer à la surface de la peau une excitation révulsive, qui y rappelle la chaleur et la circulation sanguine, car l'afflux sanguin est suivi de la goutte qui prend part à tous les déplacements où il y a accumulation contre nature des matières qui, dans l'état normal, y sont contenues en moindre quantité.

Le rationalisme serait d'envisager qu'à l'extrémité des doigts se fait un échange des *deux sangs* (veineux et artériel): toute entrave à ce phénomène peut produire une réaction vers le cœur, ce muscle creux, organe projecteur de la circulation ; mais là ne sont pas tous les inconvénients, ils communiquent des sensations que perçoit le cerveau. Une prédisposition organique aidant, ces désordres peuvent agraver certaines affections cardiaques.

Le lancement de drogues, baptisées de telle ou telle vertu dans l'intérieur, ou posées à l'extérieur, souvent vont échouer contre l'inconnu, elles rencontrent des courants nerveux opposés ou affectent le courant de la nutrition, ou lèsent des organes essentiels si elles sont incompatibles. Un des caractères de la goutte est des actes de digestion suspendue, alors les substances alimentaires subissent des modifications particulières qui en font des espèces de sécrétions nouvelles nommées goutte, urates, acide urique, gravelle, qui vicient l'organisme et causent par leur excès des troubles prodromiques, où les articulations participent de ce qui a affecté la constitution générale. L'affection goutteuse ne peut s'expliquer détail par détail que dans les limites du possible, résumant que des produits *normaux* se transforment en produits *anormaux*.

Il est des circonstances dans lesquelles les sédiments goutteux disparaissent sans le secours de l'art en peu de jours, par résorption. Les conditions qui font que ce phénomène a lieu ne sont pas connues comparativement à celles qui s'accomplissent par *résorption* artificielle avec l'aide d'évacuants et purgatifs administrés à l'intérieur, ce qui n'est pas contestable.

Partant de ce fait physiologique que la peau est le siége d'une véritable respiration, on a eu l'idée de fournir à l'économie l'oxygène par cette voie, et c'est à l'hypochlorite sodique qu'on s'est adressé, *méthode hypodermique.*

Voici un rapport de ce mode d'administration des médicaments : promptitude de leur action, la certitude et l'intensité de leurs effets, la facilité d'application, l'épargne dans la quantité des médicaments, enfin l'absence de certains symptômes désagréables inhérents aux autres modes aussi par *injection sous-cutanée.* L'atropine parut très-efficace dans les cas de névralgie et fit cesser les douleurs par absorption immédiate ; elle permet de savoir la dose qui pénètre dans l'organisme et qui concourt à la guérison. Tous les matins, deux injections successives sont faites dans le tissu cellulaire du dos, l'une à droite, l'autre à gauche ; l'injection est poussée dans l'épaisseur de la peau. Les injections sous-cutanées dans la goutte sont mal supportées et offrent des accidents fâcheux.

Pour les applications externes, le praticien doit les éviter sur des surfaces dépouillées d'épiderme capable d'absorber des principes d'où résulterait un empoisonnement.

Les *cataplasmes* ont l'inconvénient d'entretenir la chaleur morbide, cependant avec l'opium ils procurent l'insensibilité.

La *faradisation* est un traitement de la peau par induction de l'électricité interrompue, tellement douloureux qu'il faut pour le faire supporter produire l'anesthésie par le chloroforme pour les patients.

L'*électricité* joue le rôle le plus important dans la nature ; elle est répandue dans toute l'économie animale, à ce point qu'il suffit que son action cesse un seul instant d'agir sur un de nos organes pour que celui-ci soit immédiatement atrophié ou frappé de mort. Depuis Volta, nous possédons l'art de reproduire à volonté des courants constants, réguliers, obéissant à des lois fixes. L'organisme animal subit l'action de ces courants comme modificateur des fluides, des liquides et des tissus, soit sur la contractilité musculaire ou sur la sensibilité nerveuse, soit parfois simultanément, alternativement ou séparément. Mais l'électricité ne réussit pas régulièrement à reproduire un effet utile, satisfaisant, dans les cas de symptômes goutteux.

Les plus habiles partisans de ce genre de médication par les courants électriques arrivent à des actions intempestives, à des effets entièrement opposés aux prévisions les mieux fondées qui les déroutent dans la généralité des cas. En somme, l'induction des courants électriques est toujours un acte plus ou moins téméraire, plein d'incertitude dans la paralysie, la goutte et les maladies chroniques de tous genres.

La *brosse Volta-électrique* avec l'eau salée ou à l'électricité continue a une influence sur les jeunes filles qui ont certains dérangements fonctionnels et chez les jeunes gens qui ont une impuissante infirmité ; l'action électrique est nulle pour le rhumatisme goutteux, plutôt nuisible.

Les *fumigations alcooliques* souvent à faire arriver au contact du corps les produits gazeux de la combustion d'une lampe à alcool. L'inconvénient que présente l'usage de ce liquide est qu'il coagule l'albumine si abondante dans le sang.

Le *massage*, ce travail mécanique, engendre de la chaleur par fuite des atômes les uns sur les autres. De la chaleur anéantie développe du travail ; il convient dans la paralysie d'un membre faible.

La *chaleur*, lorsqu'elle existe dans une partie affectée de goutte, ne doit point être excitée ; elle augmenterait considérablement la douleur.

L'application du *froid* et même de la glace dans la goutte, en général, est toujours hasardeuse et dangereuse, et il peut en résulter une répercussion : la raideur, la paralysie des membres et des articulations. On ne peut en régler les effets ni en prévoir les suites.

L'*hydrothérapie* est un genre de médication aqueuse poussée aujourd'hui jusqu'au vertige ; aussi l'organisme qui a passé par ces épreuves doit-il être véritablement rincé au fond ; une fois trempé de la sorte, on peut se comparer à une lame d'acier ou à un filtre, si on avale de l'eau froide à profusion et qu'enveloppé dans des couvertures de laine on l'amène à être rendue par tous les pores. L'eau pure est un breuvage des plus désaltérants, très-agréable et très-salutaire, comme elle est le meilleur dissolvant; considérée comme un agent antiphlogistique et excellent apéritif, elle rend d'incontestables services dans beaucoup d'affections internes et externes, mais tout a ses limites ; sans doute, l'eau est un breuvage indispensable comme l'air, mais il ne faut pas pour cela qu'on inonde d'eau glaciale un cerveau surexcité, ni qu'on fasse frissonner par des douches un membre ou un organisme lésé.

Les soins de la peau sont une pratique essentiellement hygiénique, suivant la transpiration, le chaud ou le froid de la saison; après ébullition on essuie le corps à la sortie d'un bain, puis on peut sefrictionner ou se faire masser.

La première douche d'eau froide est extrêmement pénible à supporter; les autres viennent, par l'accoutumance, souvent déterminer un sentiment de bien-être.

L'humectation des éléments anatomiques solides, l'*imbibition* des tissus, par l'eau et des solutions aqueuses, sont des phénomènes les plus continus qui se passent dans le corps. Tandis qu'il s'évapore de l'eau des membranes extérieures, les parties intérieures en soutirent constamment au sang.

La partie qui s'humecte condense l'eau dans ses pores et il s'opère un dégagement de chaleur. Le système cutané consiste dans la sécrétion et l'excrétion de substances diverses à l'état de liquide ou de vapeur.

Lorsque les fonctions de la peau se font normalement il y a bons rapports relatifs entre les organes.

L'éponge s'imbibe d'eau, l'huile s'imbibe dans la laine. Pénétrer le corps, le mouiller, le saturer, c'est développer une action thérapeutique.

Des expériences nombreuses ont démontré que la peau est recouverte d'une sorte de vernis imperméable qui la protége et que l'eau ne dissous pas. Mais cet enduit imperméable est dissous par un certain nombre de corps parmi lesquels je citerai l'alcool, l'éther, la glycérine, les huiles, les graisses.

Par des compresses sur la peau on détermine un état irritatif ou calmant et même on fait pénétrer des agents qui combattent lentement les maladies, parce que le derme ne peut absorber comme l'estomac des quantités médicamenteuses parfois indigestibles.

Avant d'entreprendre un traitement interne, examinons les externes ; épuisons même tous les moyens rationnels extérieurs, seulement souvenonsnous que le Dr Bouillaud a prouvé la coïncidence de la goutte avec les affections du cœur. Généralement les gonflements goutteux ne s'établissent pas sur les surfaces glanduleuses et susceptibles de suppuration, l'application sur la peau de révulsifs émollients ou vésicants n'a aucune propriété de faire aboutir la phlegmasie fixée à quelque articulation ou s'il y a surcroît de vitalité dans les tissus fibreux et séreux.

Les applications extérieures ont une logique facile à vérifier que l'on peut mesurer, saisir même.

Une *révulsion* rapide sur la peau, particulièrement sur le thorax, peut être avantageuse en déterminant une excitation qui provoque les mouvements des appareils musculaires dont le jeu est indispensable aux actes de la respiration et de la circulation.

Les bains, les cataplasmes, les parégoriques, les lotions appliquées sur les parties douloureuses ne peuvent atteindre suffisamment les organes placés profondément dans les cavités viscérales du thorax et de l'abdomen, ils calment seulement la chaleur de la fièvre phlegmasique et la douleur.

Les *lotions* alcalines sont les auxiliaires des médications alcalines internes.

La lotion est une préparation liquide très-commode et très-utile contre le rhumatisme, on s'en frictionne en la passant sur les parties douloureuses avec un linge ou une éponge imbibée. C'est l'hydrothérapie à la portée de tout le monde.

Les lotions générales sur la totalité du corps sont rafraîchissantes et causent un bien être lorsqu'il y a chaleur, étouffement.

Des *fomentations*, cataplasmes, compresses renouvelées, sont bien efficaces à l'état aigu, très-douloureux, savoir: l'eau ammoniacale, même l'eau sédative ou une dissolution de savon dans de l'eau à une température égale à la chaleur animale.

Les prescriptions sur la peau ne doivent pas être caustiques, mais légèrement excitantes pour dissoudre l'enduit sébacé, débarrasser la surface épithéliale et grasse qui s'oppose parfois à l'exercice complet d'exhalation et de respiration ; ne jamais occasionner la mortification du derme, seulement détacher de la peau des espèces d'écailles qui y adhèrent.

Plus un agent caustique est fort en degrés, moins il pénètre dans les tissus.

Pédiluve pour goutte erratique : acide chlorhydrique 30 à 60 grammes dans quelques litres d'eau pour bain de pied ou de main.

ANESTHÉSIQUES, HYPOSTHÉNISANTS.

Il faut être très-bon chimiste pour réussir les préparations anesthésiques, et plus encore très-bon thérapeute pour trouver des solutions aux grands problèmes qui depuis si longtemps nous occupent, afin de discerner et séparer ce qu'il y a de vrai et de légitime d'avec ce qu'il y a de faux et de mauvais dans toutes ces idées si complexes, si fécondes qui agitent nos temps modernes sur le choix et l'administration des moyens curatifs des maladies et sur la nature des médicaments.

La vie, ce don divin qui n'est accordé qu'une fois, est un songe anesthésique.

Rien n'existe que la pensée, l'univers n'est composé que d'idées, d'impressions, de plaisirs et de souffrances. Cependant il est facile d'enlever la conscience du soi et de supprimer momentanément les relations avec le monde extérieur. Il serait si doux d'être étranger à la douleur ! que le sommeil aurait de charme !

A l'intérieur les agents stupéfiants seraient précieux s'il ne fallait poser une décisive question de vie et de mort chaque fois qu'on les emploie.

L'anesthésie est contre-indiquée dans les accès longs, là où la sensibilité est utile pour servir de guide à l'évolution d'une lésion interne ou à un opérateur. De même il y a contre-indication de stupéfiants *internes* comme traitement de la goutte, les affections du cœur, les céphalées nerveuses, le lumbago, la sciatique.

L'anesthésie est dangereuse lorsqu'il existe des embarras des premières voies, elle supprime les sécrétions, elle exposerait à l'asphyxie, elle abolirait toute digestion et en définitive augmenterait la fréquence des attaques de goutte au lieu de les éloigner.

A l'*extérieur*, l'emploi de narcotiques stupéfiants, hyposthénisants permet aux phlegmasies de parcourir leur évolution sans douleurs trop vives jusqu'à résorption du mal ou sa suppuration.

Il est vrai que la douleur et la difficulté de se mouvoir semblent indiquer fortement le séjour dans un fauteuil et de rester chez soi, cependant on ne saurait trop se livrer à l'exercice, et on ne tarderait pas à reconnaître en faisant des mouvements que les douleurs ne sont pas plus vives alors que l'on reste étendu sur un bon lit.

Il faut s'attendre et compter avec le mouvement de recul des maladies qui ont une évolution à parcourir, les anesthésiques les amusent, le merveilleux est parfois terrible, on ôte la douleur par suspension du système nerveux des grandes fonctions et au bout la vie s'éteint involontairement.

L'impression que l'on ressent sous l'influence gazeuse ou vaporeuse des anesthésiques, des convulsivants, etc., varie suivant le sexe et suivant la disposition individuelle de l'imagination et des peines morales ; il ne reste en vérité que peu de chose.

Au début, les anesthésies passent par un état antérieur d'excitabilité avec oppression, puis la température animale s'abaisse, il y a refroidissement, l'action hypnotique est plus marquée sur les individus faibles et débilités que sur ceux forts et vigoureux ; la durée de l'action anesthésique est en rapport égal avec la force ou la faiblesse du sujet ; chez les femmes la somnolence est troublée par des rêves, des hallucinations, un état d'ivresse ou d'apolexie, etc.

Avec des narcotiques peut-on désintéresser l'économie des douleurs et des maladies chroniques?

L'effet capital est d'obtenir l'arrêt ou le ralentissement péristaltique, en outre d'endurer le mal local ; alors il faut administrer les antispasmodiques à des doses telles que l'on puisse obtenir ce double effet et le renouveller au bout de deux à trois heures ; l'effet de la première dose est appréciable par le soulagement de la douleur. Si après deux ou trois heures une dose est épuisée on peut encore la répéter à un degré plus ou moins fort d'après l'intensité des symptômes. Toutefois l'anesthésie ou le narcotisme ne peut être poussé plus loin.

L'anesthésie produit de bons résultats dans les *convulsions* et lorsque toute médication rationnelle est impuissante à rectifier la cause des complications survenues dans le jeu des organes.

La chloroformisation ne peut être pratiquée que par des mains habiles et des aides ; une simple compresse du liquide anesthésiant ne se met pas contre la peau qu'elle brûlerait mais à distance. A l'intérieur ou en injections sous-cutanées le chloroforme a une action toxique qui en défend la pratique. Les propriétés vitales diminuent, il y a une limite supérieure comme une limite inférieure pour le fonctionnement des éléments nerveux ou autres, c'est entre ces deux limites que se produisent les phénomènes de la vie. Nous possédons un grand nombre d'agents anesthésiques, stupéfiants, narcotiques, opiacés : la morphine, l'atropine, la daturine, le vératrum, le chanvre indien, la fève du Calabar, l'aconitine, le chlore, le cyanure de potassium, le bromure de potassium, le protoxyde d'azote, le chloral hydraté, l'éther, l'électricité, le froid, la chaleur, les émissions sanguines.

COMMENTAIRES SUR LE FROID ET SUR LA CHALEUR.

La température est le degré appréciable de la chaleur et du froid.

Les physiciens modernes emploient indifféremment les mots *chaleur* et *calorique* pour désigner une même propriété.

Le calorique est cet agent impondérable qui se révèle par la sensation de chaleur. Vulgairement on confond l'effet avec la cause en se servant de l'expression de chaleur comme agent dont les résultats se manifestent par l'augmentation de volume qu'il détermine dans les corps, accroissement dû à l'écartement de leurs molécules. La soustraction de cet agent produit des effets opposés, c'est-à-dire la sensation du froid et la condensation des corps due au rapprochement de leurs molécules.

L'homme doit s'en tenir à ce qu'il peut déchiffrer de ce qu'il lui est permis de voir.

Le froid n'est pas un être réel, il n'est qu'un état relatif perceptible à toute température inférieure à une autre ; c'est du froid relatif depuis la simple sensation ou frisson *saisissable* par chaque individualité.

Notre chaleur naturelle est de 30 à 33 degrés, que la température externe s'élève de degrés ou qu'elle descende ; l'organisme interne recèle la faculté de neutraliser les diverses températures et de conserver sa somme invariable de calorique même sous tous les climats, cependant le saisissement de la chaleur et du froid extérieur fait succomber la vie chez l'homme lorsqu'il n'y a pas transition.

Le calorique animal est la température propre à chaque animal; la sensation exagérée en moins ou en plus implique l'idée d'une cause qni enlève ou donne de la chaleur à notre corps.

Il est constaté qu'on ne peut rien imposer dans la nature, toutes nos connaissances sont relatives et dérivent de l'expérience comparative; nous n'au-rions pas l'idée de l'obscurité sans la lumière, de chaleur sans le froid, de la santé sans la ma-ladie.

Qui donc en voyant une flamme s'imaginerait connaître le principe et la source du feu?

Qui donc en éteignant la flamme et l'enterrant sous la cendre les matières combusfibles, ne soup-çonnerait pas que le feu couve sous la cendre, et croirait avoir éteint le feu?

La goutte vit de changements; elle paraît, fuit, revient et naît dans tous les temps, sous tous les climats.

Nous sommes individuellement organisés avec une tension naturelle vers la tonicité ou la dilata-tion.

Nous devons étudier quatre effets principaux:

1° L'humidité est la condensation équivoque du froid et du calorique;

2° Les effets stimulants du calorique, ceux qu'il

produit sur la sensibilité et les fonctions vitales, provoquant une violente irritation ;

3° Le froid, au contraire, diminuant la sensibilité musculaire, est suivant la qualification que le Dr Trousseau lui a donnée le *radical des sédatifs*, modérant considérablement l'inflammation ;

4° La vie est inséparable des courants contraires du froid et de la chaleur.

Le froid condense l'air et tous les corps.

La chaleur les raréfie. Tout ce qui excite nos organes outre mesure provoque de la tension, de la chaleur et de la douleur. Or en physiologie comme en physique les forces contraires en équilibre se neutralisent.

Le pronostic des crises violentes s'annonce par deux forces intermittentes contraires vers la région épigastrique, l'une par le froid, la première, l'autre par la chaleur à laquelle succède la fièvre goutteuse avant son évolution vers les membres inférieurs, si on n'y met aucune opposition à propos.

L'opportunité est tout en thérapeutique. Un homme vient d'avoir une attaque de goutte et il n'en était pas à sa première, si l'accès est bien passé, il pourra, impunément, faire des excès de table, s'exposer au froid humide, à une température chaude, etc., sans parvenir à se donner immédiatement une nouvelle attaque. Mais quand depuis longtemps le principe goutteux sera resté sans faire explosion, quand il se sera préparé, accumulé dans l'organisme, la plus légère cause occasionnelle suffira pour produire une crise violente : il en est de même de la migraine, de l'asthme et d'autres maladies diathésiques.

Dans l'évolution goutteuse que la vie manifeste la douleur se restreint à une enflure, mais nous n'apercevons cette mutation qu'à travers un voile. Un mouvement intérieur d'une certaine espèce est remplacé par une autre d'espèce différente, la raison du changement du froid au calorique échappe d'ordinaire, si nous pouvions la percevoir, la définir, nous aurions la clé de transformations qui s'opèrent en nous.

Tous les agents médicaux ont pour effet un résultat de froid ou de chaleur sur les relations de l'être organisé et de son milieu ambiant. Cependant il y aurait ignorance et erreur à confondre leur action thérapeutique. L'influence du froid et l'influence du calorique forment les deux termes d'une équation. Une médication qui ne poserait pas comme une condition essentielle un développement égal de l'un et de l'autre serait contradictoire.

Le froid est un des agents les plus puissants dont la médecine puisse disposer.

L'eau froide et la glace ont une action sédative et tonique.

Le froid excessif, par transition subite, tuerait toujours sans le secours du correctif interne. Le froid saisissant atrophie les muscles.

La *Chaleur* stimule la contractilité musculaire.

Le *Froid* la diminue.

L'air froid resserre les extrémités des fibres extérieures de notre corps, cela augmente leur ressort et favorise le retour du sang des extrémités vers le cœur. Il diminue la longueur de ces mêmes fibres ; il augmente donc leur force.

L'air chaud, au contraire, dilate les extrémités des fibres et les allonge, il diminue donc leur force et leur ressort.

Tout ce qui refroidit directement la peau engorge les viscères et produit des phlegmasies viscérales.

Par un refroidissement violent le gaz *rhumatismal* de première densité se transformera en minéral de première densité qui sera humoral, puis par une suite non interrompue de densité, la transformation contient beaucoup d'humus en peu de volume, qui pourra redevenir infectant par une sollicitation inflammatoire ou une élévation de température animale.

Le rhumatisme goutteux ne nous arrive pas tout fait, tel qu'il se laisse apercevoir. Que nous apprend l'action de la chaleur ? Qu'elle détermine des mouvements , mais elle ne peut les produire qu'aux dépens de mouvements antérieurs : de même qu'elle ne crée pas les matériaux des organismes, mais qu'elle les façonne seulement à l'aide d'éléments préexistants, de même elle ne crée pas les mouvements, et peut seulement les transformer, c'est ainsi que les phénomènes vitaux, sans perdre leur caractère spécial, rentrent entièrement dans la synthèse des mouvements matériels ; si la force vitale a une activité propre, cette activité consiste à transformer, non à créer.

Les remèdes ne manquent pas, mais ce qui manque c'est un remède.

Priesnitz a mis en vogue l'*hydrothérapie*. De l'emploi de cette méthode empirique dite curative résultent quelques vérités utiles et incontestables que l'on démontre le thermomètre à la main.

1° L'application du froid à l'intérieur et à l'extérieur est d'autant moins dangereuse que la chaleur du corps est plus élevée.

2° Modification imprimée à tout le système nerveux, d'où résulte un effet tout particulier entraînant la suppression de l'accumulation du calorique, et par conséquent de la fièvre. Selon Carrie, célèbre médecin, l'eau froide appliquée à la surface du corps a pour effet la soustraction du calorique et encore que l'accumulation morbide du calorique qui constitue l'élément essentiel de toute pyrexie, se trouvait soustraite de la manière la plus rapide et la plus avantageuse.

Quelquefois l'eau froide peut être remplacée par deux agents énergiques de sédation, le tartre stibié et les émissions sanguines.

Le Dr Darwin confirme l'utilité de diverses pratiques de l'hydrothérapie. L'hydrothérapie réunit tout ce qui est nécessaire pour enthousiasmer les gens du monde ; l'eau et le froid sont des agents naturels, puis on a perfectionné le système en y additionnant du sel marin, de là résultent les bains de mer.

Or, contre la goutte l'opinion déjà émise nous conduit, si nous ne voulons rester dans le vague de moyens illusoires, d'avoir recours à une médication interne et à reconnaître que l'action des agents thérapeutiques est limitée et décroît en proportion des profondeurs de la maladie.

Or, que la créature humaine se croie trop élevée dans la nature terrestre pour être matérialiste, elle acceptera l'échange de la matière comme planche de salut médical. Il ne faut attendre de ce traitement que ce qu'il peut donner, c'est-à-dire une condition favorable de plus lorsqu'il ne guérit pas.

Par opposition on a proposé d'appliquer l'*incubation de la chaleur*, divers appareils ont été imaginés, le plus pratique était une lampe à l'alcool, le malade étant dans des couvertures dans un milieu enveloppé de vapeur, on y a renoncé ; il ne saurait exister là de transpiration par *transsudation*. L'eau chaude n'a que la propriété d'exciter la sensibilité engourdie. La chaleur ne dissipe ni le rhumatisme, ni la goutte, elle n'est qu'innervatrice et renouvelle les anciennes douleurs.

Dans les maladies cutanées on tire de l'application du calorique à la peau un moyen curatif, mais la goutte n'est pas une maladie épidermique, les actions stimulantes sont nuisibles.

La théorie et l'expérience sont d'accord pour répondre que le corps humain engraisse en été, c'est une règle presque générale, et qu'il maigrit en hiver, c'est aussi la règle.

Les évacuations refroidissent par soustraction de matières alimentaires et d'excitation d'excrétions.

L'eau froide, comme seul traitement de la goutte à l'extérieur, exposerait le malade à de fâcheuses métastases si elle n'est combinée avec des effets purgatifs. Les bains ou les lotions locales froides sont de très-bons moyens à employer pour assoupir la douleur par anesthésie. On emploie les irrigations continues d'eau froide dans les brûlures, dans les coups, dans les grandes plaies par arrachement, dans les fractures, particulièrement dans les solutions de la tête et les affections du cerveau.

Le froid engourdit les parties sur lesquelles on l'applique, de sorte que la douleur n'y est presque plus perçue.

L'éréthisme du système nerveux présente des indications de l'emploi du froid, mais il serait dangereux appliqué exclusivement comme médication. Que peuvent des réfrigérants sur des matières inorganiques réunies par une matière organique variable, d'origine biliaire, saline, urates, acide urique, graviers, ou formées de cholestérine.

La perversion ou l'abolition des fonctions, leur immobilité ne seront jamais un moyen curateur, mais une cause de réactions qui peuvent amener la paralysie. D'ailleurs la différence du froid sur la chaleur du lit et le repos permettent une répartition plus uniforme de la température. De même l'alimentation nous fournit du colorique nécessaire à la vie.

C'est une illusion de croire que le froid soit favorable aux malades et aux blessés.

Le froid est l'ennemi juré de la nature, aussi a-t-il été connu pour tel par Hippocrate qui dit dans ses Aphorismes que *le froid est mordicant aux ulcères*.

Quand les changements de température sont fréquents il faut adopter les étoffes de laine qui s'opposent à la déperdition de notre chaleur propre et n'absorbe pas les courants du dehors, parce que la laine est mauvaise conductrice du calorique.

Une des causes ordinaires de la goutte est que l'organisme ne dirige pas suffisamment vers la peau l'élimination d'une quantité assez considérable de sueur ou de transpiration insensible; cette évaporation toute vitale s'opère vers les muqueuses internes.

Dans le traité de *la nature humaine* il est écrit : Le premier jour de l'homme est le plus chaud de son existence et le plus froid le dernier.

La *chaleur* naît dans le mouvement de composition qui constitue le travail de la digestion, elle en est le résultat.

La nourriture, la respiration et la chaleur forment trois anneaux de la chaîne de la vie, sans chaleur le mouvement de la matière n'est pas possible,

trop de chaleur cause un dommage à la vie et trop
de rafraîchissement rend inerte.

On doit donc rechercher la cause moléculaire
principale de la production de la chaleur dans les
actes de la nutrition et de ses conséquences qui sont
l'élimination, d'où formation d'acide carbonique et
de sels qui sont rejetés au dehors ou passent dans
l'économie à un autre état spécial et nuisible ;
plusieurs littérateurs se sont attachés à attribuer la goutte à l'insuffisance de l'urinification,
d'autres à des productions de matières plastiques
dans différents tissus.

Ce qui est probable c'est que la chaleur est le résultat d'excès de vitalité dans les mouvements de la
digestion. Ces individus chez qui le mouvement de
la désassimilation s'exagère ressentent une souffrance intense variable, le plus souvent une gêne
obscure, un simple malaise, une pesanteur, une
sensation de gonflement, de plénitude, de barre de
chaleur qui portera spécialement son action sur le
système nerveux.

C'est l'appareil circulatoire qui distribue la chaleur dans l'économie, grâce à la fluidité du sang.
Il est évident que le cœur, en première ligne, en raison de ses fonctions, reçoit avant tous les autres
muscles la matière plastique goutteuse. Avec la
pratique de l'échange de la matière favorisant la
digestion promptement éliminée par l'économie,
cette fluxion vers le cœur se dissipera promptement.

La respiration de l'homme est une combustion incessante. L'oxygène que nous respirons brûle le sang pour former de l'urée. Nous brûlerions comme un véritable combustible, si nous ne prenions aucune nourrirure, et l'accumulation du calorique suspend les phénomènes de l'activité vitale par combustion.

On sait que les combinaisons chimiques stimulent une somme de calorique. Ce calorique transformé en travail n'augmente pas la température du corps.

L'homme au repos, qui n'est pas affecté de la goutte, pour entretenir la chaleur et la vie, consomme avec un certain balancement une quantité déterminée d'hydrogène et de carbone qui se dégagent par impulsion naturelle.

On a eu la prétention de comparer la chaleur à la *combustion* du charbon dont la production des degrés est relative à la quantité de houille que l'on a introduite dans un foyer pour effectuer des mouvements mécaniques.

Dans l'économie ôtez les actes, plus de chaleur ; dans la machine c'est le contraire, ôtez la chaleur, plus d'actes.

La douleur, le gonflement, la tumeur s'expliquent abstraitement par la comparaison d'une marmite dans laquelle on élève la température d'un liquide au bouillonnement ; le gonflement est le mouvement d'ébullition qui tuméfie les chairs en y laissant une écume, des résidus ordinaires de la chaleur, qui sont de l'acide carbonique et de la vapeur d'eau, des dépôts calcaires.

Un membre enflammé, un organe qui nous fait éprouver de la douleur enlève le calorique des autres, ce fait simule un bouillonnement plus ou moins prononcé, et il y a dédoublement d'un corps avec dégagement de gaz et de chaleur. Il est certains états morbides qui pervertissent le mode de répartition naturelle du calorique organique, qui l'accumule dans certaines parties pour en priver d'autres ; cette chaleur est l'objectif de la goutte.

Toutefois il semble que dans certaines diathèses on assiste à un combat entre le principe vital et le principe morbide, qui vient s'imposer tyranniquement comme une puissance dominatrice contre laquelle réagissent avec une énergie surhumaine toutes les forces actives ; cette diathèse est annexée à des gaz qui se produisent dans les tissus organiques sous l'influence d'un produit délétère qui cause ce phénomène. Puis à mesure que s'échappent les gaz, la dépression de la circulation capillaire annonce la diminution des fluxions articulaires et l'amélioration des phénomènes locaux du rhumatisme, en même temps que l'amoindrissement du calorique détermine la chute rapide de la fièvre. Le calme de la douleur et le retour du sommeil qui en sont la conséquence s'expliquent suffisamment par la disparition de la fluxion inflammatoire.

Ces phénomènes s'imposent par leur netteté et

leur constance, ils sont pleinement confirmés par l'expérience.

Il n'est pas douteux que la chaleur animale est produite presque entièrement par des réactions chimiques. Elle n'est pas une fonction, mais le résultat des actes de composition assimilatrice et de décomposition désassimilatrice qui se passent dans tout l'organisme.

Celui qui est incommodé par une maladie chronique cherche et fait quelques remèdes. Il suppose une cause quelconque, d'anciens reliquats, un retour d'âge ou une pléthore.

Ce n'est pas tout que de prendre une résolution, il faut l'appliquer. C'est bien pis alors qu'il s'agit de s'administrer un traitement. Il en est qui ont comparé leurs sédiments goutteux : 1° aux dépôts calcaires qui obstruent souvent les tuyaux de conduite des eaux, principalement les soudures ; 2° aux masses calcaires qui se décomposent au fond des chaudières à vapeur.

Alors comme la glycérine est utilisée en ce cas, il l'expérimente sur lui à l'extérieur, même à l'intérieur.

Comment faut-il comprendre un produit goutteux ? Un composé. Ainsi, chaleur, lumière, électricité, magnétisme, cohésion, affinité chimique, gravité, tout se résout dans l'idée de mouvement, d'après la physique moderne.

A travers l'antagonisme qui se manifeste entre la chaleur et les forces attractives a-t-on pu isoler

le mouvement calorique, le dégager des phénomènes qui le masquent, en déterminer le mode
spécial et les lois? Non. L'effet de ces forces agissant sur le cœur durera seulement un certain laps
de temps, d'une manière plus ou moins constante,
au bout duquel ces forces l'abandonnent à lui-
même, il reprendra ses fonctions normales aussitôt
que l'obstacle qui s'y opposait deviendra nul.

Les trois volumes des *Antiquités celtiques et anté-
diluviennes*, de Boucher de Pertes, sont pour l'anthropologie ce que le *Messager céleste*, les *Dialogues*
et l'*Essayeur*, de Galilée, ont été pour l'astronomie
dont ils ont fondé l'indépendance et la liberté.

Le coup porté à l'anthropologie biblique par le
savant Français rappelle le coup porté à l'astronomie
sacrée par le savant Italien, parce que le premier nous ouvre sur l'abîme du temps des échap-
pées de vues dont l'immensité se peut comparer à
celle des perspectives que le second nous a ouvertes
sur l'espace. « L'âge d'or, qu'une tradition aveugle
a mis dans le passé, n'est pas derrière nous. »
L'homme a commencé petitement, l'histoire est
une évolution, un accroissement, une ascension.

Rapprochons le temps que nous avons déjà laissé
derrière nous de celui de la vie que les règnes organisés, qui ont eu sur le globe des commence-
ments aussi petits que ceux de l'esprit et du règne
humain, ont mis à devenir des puissances géologi-
ques, et la médecine nous paraîtra ce qu'elle est,
bien petite et bien jeune.

L'entendement humain a encore trop de principes métaphysiques.

La pomme tombant de l'arbre, la pomme qui fit tant réfléchir Newton, ne tombait que parce qu'elle était plus lourde que l'air dans lequel elle était abandonnée ; c'est la *loi de la pesanteur*.

C'est à l'aide de la loi de la pesanteur que la physique, la chimie, la géologie, la zoologie, la physiologie, toutes les sciences naturelles et physiques ont fait leurs grandes découvertes.

Le génie humain peut tout décomposer, il ne peut ni créer, ni détruire.

L'homme ne crée pas de matières, il se borne à utiliser la matière existante.

Lavoisier, victime de la Terreur, la balance en main, constatait que le produit de la combustion était plus pesant que la substance brûlée, avant cette opération, et que la combustion était par conséquent une combinaison et non une destruction.

L'*électricité* est la source de la chaleur et de la vie, à ce titre elle est probablement un des grands moteurs de la nature. Alors on se demande si l'électricité de l'animal a sa source dans l'appareil électrique et s'il existe un rapport direct entre l'action des nerfs et le dégagement de l'électricité. Les recherches de la science n'ont pas résolu cette question.

L'électricité propre à l'homme en état de santé est positive, elle semble être négative pendant les maladies.

Pendant la fièvre goutteuse l'électricité est accumulée et en surcharge là où s'est établie l'inflammation. Elle modifie l'afflux des matériaux des sécrétions. Après cessation de l'état aigu l'électricité et les sécrétions reprennent leur circulation normale.

Admettant que les nerfs sont creux, que dans leur canal passent des fils électriques, ces fils transmettraient par coïncidence la lésion d'une phlegmasie interne à une plus superficielle et compromettrait aussi le système vasculaire. Si on parvenait à découvrir l'existence du fluide nerveux, ce serait un grand service à rendre à cette partie de la médecine appelée thérapeutique, car pour tout goutteux il y a comme une évidence que divers symptômes fournis par les organes en souffrance sont spontanés comme une secousse électrique.

S'il était permis de découvrir que chaque maladie dépend selon sa nature d'un excès ou d'un défaut d'électricité, alors au lieu de traiter les symptômes ainsi qu'on le pratique aujourd'hui, faute de mieux, on attaquerait directement la cause.

Au résumé, l'électricité a été en vogue dans les rhumatismes goutteux et ses résultats ont été négatifs, les malades n'en sont pas soulagés, même moins que par les simples frictions, et j'en conclus qu'en soumettant un rhumatisant à une charge électrique on augmente la pneumatose qui existe comme un épiphénomène de la goutte causée par des gaz accumulés dans les organes.

La goutte peut s'expliquer par des fuites irrégulières de calorique sur un point, par exemple : un foyer exagéré de phosphorescence existe dans les yeux, de ceci, ces chaleurs de tête et son refroidissement dans la caducité, puis affaiblissement dans le *regard électrique* ou lumière, *amaurose goutte sereine.*

La goutte nous prend au même titre que les cheveux nous blanchissent.

Chez le vieillard, la chaleur se concentre à l'intérieur, tandis que chez l'homme jeune elle part de l'intérieur pour rayonner à l'extérieur. Les excitants de la jeunesse sont diamétralement opposés au vieillard; ce dernier est devenu paresseux pour les mouvements musculaires et les exercices physiques, ses poumons n'exécutent plus les fonctions d'hématoses comme autrefois, et la rénovation du sang n'est plus aussi prompte; la circulation sanguine superficielle est devenue moins active et s'est ralentie.

Toutes ces influences concourent à diminuer insensiblement les sources de la chaleur vitale, et voilà pourquoi l'homme âgé est frileux, et dans la nécessité de se vêtir chaudement.

L'adulte chez lequel la goutte s'est révélée n'éprouve avec l'âge aucun changement avantageux. Tant que les causes déterminantes restent les mêmes, les causes agissantes restent les mêmes; l'homme est sujet comme tout autre animal à des différences individuelles multiformes, et à de légères variations; cependant le rhumatisme goutteux n'étant pas une maladie commune à toutes les individualités, les ancêtres de celui qui en est affecté l'ont, sans aucun doute, également été ; la goutte est une force occulte que l'on ne peut expliquer que par une foule de choses extraordinaires, dites phénomènes.

Les saisons étant quadrilatères, chaque maladie ayant quatre côtés, le traitement ne peut être que quadrilatère, pour correspondre aux quatre phases : liquides, solides, cristallines et gazeuses de notre *mappemonde.*

Nions, avec toutes les sommités médicales, qu'il puisse exister et que l'on ne peut supposer un agent thérapeutique *spécifique,* guérissant un organisme *quadrilatère,* sans suivre ses nébuleux phénomènes.

La nature nous ambiant, parce qu'elle est de même.

Chaleur et mouvement ne sont qu'une seule et même force, la chaleur peut être transformée en mouvement, et le mouvement peut être transformé en force, même le mouvement de la pensée détermine de la chaleur au cerveau.

Un membre enflammé, un organe qui nous fait éprouver la sensation de la douleur, enlève le calorique des autres.

Le froid est hors de cause comme promoteur du rhumatisme goutteux, il limite et modère l'inflammation.

La chaleur est irritante, elle excite l'inflammation ; elle est seulement utile pour activer certains travaux de réparation languissante.

La grande loi des effets thérapeutiques est de savoir, pour formuler un traitement, s'il se manifeste une douleur, un afflux sanguin sur tous les points de l'organisme mis en contact avec les produits médicamenteux, contrariant sa température, soit par le chaud, soit par le froid.

Cet afflux sanguin et la douleur qui en provient sont en raison directe de la différence de calorique ou de froid.

Tout se résume en des équivalences chaudes ou froides, soit végétales, métalliques, minérales ou animales, provoquant du mouvement et de l'immobilité, suivant la principale cause qui paraît provoquer dans les organes des produits morbides et leurs rudimentaires phénomènes, ou des continences de sécrétions, d'humeurs naturelles pas suffisamment excrétées; ou des émissions involontaires d'une matière excrémentitielle plus ou moins liquide.

Les unités transformant le mouvement en chaleur sont : l'alcool, le vin pur, le café, le thé, le poivre, la moutarde ; les viandes azotées, les graisses et les huiles sont des aliments de la calorification. Viennent les groupes plus énergiques, tels que : l'iode, la potasse, la soude, le phosphore, les ferrugineux. Ces derniers, et d'autres dont la nomenclature serait trop longue, portés à haute dose d'excitant général concentré, chaque agent constituerait une brûlure et la combustion. Or, ils agissent : 1° en irritant ou modifiant les sécrétions;

2º altérant et détruisant les tissus. Le médecin habile sait en tirer un avantage précieux contre les maladies rebelles.

L'électricité, le massage, les balsamiques excitent la chaleur à l'épiderme.

Les unités, soustrayant du calorique, sont l'eau froide, l'azotate d'ammoniaque, l'acide citrique, le mercure, l'émétique, le sel de nitre et tous les évacuants, etc.

Aide-toi, la thérapeutique t'aidera.

Le préliminaire d'un sujet communique au lecteur l'ordre des idées d'un auteur et les écueils qu'il veut éviter.

La goutte est un phlogistique, et le traitement antiphlogistique a ses appréciations sur son hygrométricité, qui n'a aucune affinité pour la saignée.

Il ne peut être question pour une médication facile à transmettre, et à la portée de tout ceux qui ne sont pas initiés aux secrets de la médecine, que de phlegmasie naturelle, de fièvre inflammatoire saine, où rien n'annonce, soit un principe morbide essentiellement délétère, soit une force désorganisatrice et de nature à attaquer immédiatement la vie.

Force et matière ne sont qu'un ; tout, dans les corps organiques comme inorganiques, n'est que transformations et transpositions incessantes, compensation perpétuelle ; l'homme est soumis à cette loi mystérieuse encore en vertu de laquelle certains phénomènes normaux ne sont pas des maladies qualifiées chroniques, mais différentes manières d'évolution d'un germe fécond, non épuisé, qui accomplit des mutations de formes différentes, par le mouvement de la chaleur des milieux ambiants, d'un organisme de condition achevée dans les formes extérieures.

Sans doute les lois physiques et chimiques ont leur action dans les manifestations des phénomènes de la vie, mais il s'y ajoute quelque chose de *surphysique* et de *surchimique* qui est soumis aux grandes lois de la nature.

Cette convention entendue, on peut dire que la maladie manifestant ses symptômes naturels en attaquant ses manifestations par les moyens qu'elle indique physiologiquement, c'est-à-dire par les contraires, on combat du même coup toute la maladie.

Un détail essentiel, est de ne pas négliger de faire le vide aux alentours du cœur.

Donc, que le rhumatisant goutteux ne se désespère pas, ni ne se chagrine, qu'il relise mon chapitre sur l'échange de la matière, et qu'il le perfectionne même, qu'il le façonne à la force mutable qu'il peut dépenser.

Laissons parler les expérimentateurs :

Aujourd'hui on décapite un animal, il meurt complètement, mais on lui injecte dans la tête du sang d'un autre animal de la même espèce, battu et chauffé au degré nécessaire, et cette tête revit, rouvre les yeux, et ses mouvements nous prouvent que son cerveau, organe de la pensée, fonctionne de nouveau et de la même manière qu'avant la décapitation.

Dans la goutte, le rhumatisme et la gravelle, la pyrexie et la phlegmasie sont le fait primitif et important chronique; l'état aigu, la fièvre sont secondaires, eu égard à l'inflammation qui augmente, diminue et cesse comme eux, l'appareil des grands vaisseaux, siége spécial de ces affections, ne réagit plus comme lorsqu'il est excité dans ses conditions saines.

Nous reconnaîtrons deux états pour formuler deux médications :

1° Etat chronique;

2° Etat aigu.

Mes véhicules sont basés sur la méthode du Dr A. Bouchardat, qui a dit que l'eau est le meilleur lithotriptique des gravelles uriques : les grands buveurs d'eau n'ont jamais de calculs uriques.

L'estomac ne doit pas recevoir des agents thérapeutiques d'émotion irritative plus forte que celle qu'il éprouve des condiments de la nutrition normale; en fait de purgatifs, je ne conseille que l'introduction par la bouche du carbonate de magnésie, du sulfate de magnésie et quelques diurétiques : bicarbonate de potasse, lithine, acide benzoïque, phosphate d'ammoniaque, quinine, acide salycilique

Prenez, avant les deux principaux repas, une verrée :

Carbonate de lithine......... 1 à 2 grammes.
Eau, 1 litre ou.............. 1000   —

·Autre :

Carbonate de lithine	1 à 2	—
Phosphate d'ammoniaque	1 à 2	—
Eau	1000	—

Agitez et buvez une verrée avant les deux premiers repas.

Autre (*isolez* ou *unissez*) :

Phénol	1 à 2 grammes.	
Acide salicylique	1 à 2	—
Eau	1000	—

Prendre une verrée avant les deux principaux repas.

Autre :

Acide benzoïque	1 à 2 grammes.	
Bicarbonate de potasse	1 à 2	—
Eau	1000	—

Agitez et laissez dissoudre.

Prenez une verrée avant les deux principaux repas.

La respiration d'un air pur, la ventilation, l'habitation dans une chambre vaste, et, à défaut de cela, l'ouverture fréquente des croisées, sont un des meilleurs antiseptiques.

Les purgatifs peuvent remplir de pressantes indications, mais la condition est que les muqueuses n'aient pas une tendance à la dissolution; les goutteux, qui auraient cette disposition, ne pourraient bénéficier de ces agents qui ont une œuvre pondérable à remplir, et le traitement sera restreint aux

toniques, au sulfate de quinine, à l'acide salicylique, au chlorale hydraté.

Suivant les évolutions accidentelles climatériques
de froid ou de chaleur, on opposera des mouvements correctifs pour contre-balancer, avec les lavements ci-après.

Eau froide à discrétion.

Autre :

    Teinture aloès, 1/2 à 1 cuillerée à café.
    Eau .... 500 grammes.

A administrer avant de se mettre au lit, et le
garder jusqu'à effet.

Autre :

    Sulfate de magnésie........ 30 grammes.
    Eau .... 1/2 litre.

Administrer le soir quatre heures après avoir
mangé ; le garder autant que possible plusieurs
heures.

Traitement de l'aiguë violente. Il se poursuit
trois jours.

L'abstinence est de rigueur.

Lavements à divers degrés. 1er jour :

    Teinture, semences de col-
      chique.................... 20 gouttes.
    Sulfate de magnésie........ 30 grammes.
    Eau, 1/2 litre............. 500 grammes.

Nécessairement il faut se raisonner, et s'exercer
à garder ces clystères le plus longtemps possible.

2ᵉ jour :

> Teinture de colchique, 1 cuillerée à café.
> Sulfate de magnésie.......... 30 grammes.
> Eau...................... Q. S.

3ᵉ jour :

> Teinture de colchique, 1 cuillerée à dessert
>   ou à bouche.
> Eau...... .... 500 grammes.
> Sulfate de magnésie........ 30 —

Après ces trois lavements, il faut cesser au moins trois jours, puis reprendre si la crise n'est pas passée.

Nota. — Il est des teintures de colchique qui contiennent plus ou moins de vératrine.

Lavements antiphlogistiques :

> Tartre stibié............... 1 à 5 centigrammes.
> Nitrate de potasse.......... 5 grammes.
> Eau...................... 1/2 litre.

Ne pas en administrer un pareil avant trois jours, soit dans la journée, soit le soir, et pourvu qu'il y ait quatre heures que l'on ait mangé.

Attendre ses effets et sa nécessité.

Les concrétions des goutteux : sable, gravelle, calcul, ne suivent pas en totalité le cours d'élimination des conduits sécréteurs et excréteurs normaux ; ils évoluent incidemment et deviennent corps étrangers ou morbides lorsqu'ils s'agglutinent dans des cavités ou des articulations, et quand il y a surcharge de matériaux ils provoquent une crise.

Exemple :

Arthrite phlegmasique. — Il y a de la douleur aiguë et du gonflement des jointures.

La diacrisie peut être locale ou se généraliser. Dans certains cas ce sont les grandes articulations, celles des mains, des poignets, des coudes, des genoux, du cou-de-pied et des pieds, qui sont affectées.

Au début de la poussée phlegmasique, les cataplasmes chauds, les opiacés, la morphine, les calmants traditionnels employés; enfin, tous les topiques sont le plus souvent nuisibles et exaspèrent la douleur.

Il n'en est pas de même quand la véhémence douloureuse et chaleureuse décroît; l'application de compresses à la farine de graîne de lin ou la fécule de pomme de terre, suffisent à modifier la rigidité des articulations et à donner de la souplesse aux tissus.

En me fondant sur ma propre expérience, l'application extérieure se réduit à l'emploi de moyens plus simples : quand la douleur est insupportable, les serviettes ou les linges imbibés d'eau froide calment et arrêtent tout travail inflammatoire. Pour aider cette combinaison et éviter les accidents viscéraux, on entretiendra l'activité des sécrétions intestinales et urinaires par des laxatifs, tels le sulfate de magnésie et le nitrate de potasse. Véhicule : eau gazeuse ou ordinaire.

Quoi qu'il en soit, l'administration judicieuse du

colchique peut être suivie des plus grands avantages. Aussi la digitaline.

On aura grand soin de ne pas aller jusqu'à produire la dépression des forces, seulement favoriser l'acte de dénutrition, et que la sécrétiou goutteuse se *résorbe*, ce qui peut se faire plus ou moins attendre jusqu'à ce que certains corps, qui ont pris diverses formes symétriques, passent de l'état solide à l'état de dissolution et liquide.

Pour disposer le malade à cette phase de délivrance, user de moyens peu énergiques, essayer de donner du ton à l'organisme, de tenir le ventre libre.

Les fonctions des reins et de la peau doivent être surveillées avec soin.

Régime sobre, non-excitant.

Si nous voulons nous mettre au-dessus de la nature, elle refusera de nous obéir.

Il faut accepter cette théorie, parce que nous n'avons rien de meilleur dans les crises critiques rhumatismales, goutteuses et graveleuses.

Que pouvons-nous mettre à sa place?

TABLE DES MATIÈRES

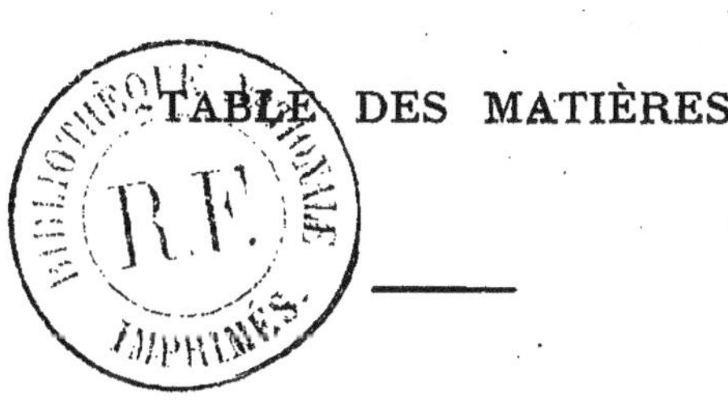

Paris. — A. PARENT, imp. de la Faculté de méd., r. M.-le-Prince, 31.

LIBRAIRIE SCIENTIFIQUE ET LITTÉRAIRE

ALEXANDRE COCCOZ

11, RUE DE L'ANCIENNE-COMÉDIE, PARIS

LESPILLE-MOUTARD. — De la Névrite optique dans l'intoxication saturnine, in-8, 1878. 1 50

SAMONDÈS. — Du temps d'arrêt dans la marche des Polypes naso-pharyngiens, in-8, 1878. 1 50

A. FOURNIER. — Essai sur le Lupus scrofuleux phagédénique, in-8, 1877. 2 »

HUGUES. — De quelques considérations sur le traitement de la phthisie pulmonaire par la créosote vraie, in-8, 1878. 1 50

RAIMOND. — De la fièvre bilieuse grave observée dans les pays chauds, in-8, 1878. 2 »

BUTRUILLE. — Le Mal perforant, in-8, 1874. 2 50

Le Dr Paul LATTEUX, chef du laboratoire d'histologie de l'hôpital Necker, officier d'Académie. — Manuel de technique microscopique ou guide pratique et Résumé des connaissances indispensables à celui qui commence l'étude du microscope, 1877, 1 vol. in-18 de 400 pages, avec figures. Prix broché. 5 »

relié. 6 »

J. VERGNES. — De l'adipose sous-cutanée dans ses rapports avec les atrophies musculaires (valeur séméiologique de ce signe), in-8, 1878. 1 50

FEVRE. — Études sur les paralysies du nerf cubital, in-8, 1879. 2 50

L. CARRIÉ. — Contribution à l'étude des causes empêchant l'Ablation définitive de la canule après la trachéotomie chez les enfants, in-8, 1879. 2 »

Noel MASSON. — Étude sur la Polyurie dans quelques affections chirurgicales des voies urinaires, in-8, 1878. 2 »

GARCIA RIJO. — Sur la Diphthérie prolongée, in-8, 1879. 2 50

Paris. — A. PARENT, imprimeur de la Faculté de Médecine, rue M.-le-Prince, 29-31.